肘後備急方（上）

東晉·葛洪　著

中醫古籍出版社
Publishing House of Ancient Chinese Medical Books

圖書在版編目（CIP）數據

肘後備急方：上、下 /（東晉）葛洪著．-- 北京：
中醫古籍出版社，2025.7. -- ISBN 978-7-5152-3049-8

Ⅰ．R289.337.2

中國國家版本館 CIP 數據核字第 202509D90N 號

肘後備急方（上、下）

（東晉）葛洪 著

策劃編輯 鄭 蓉
責任編輯 王 梅
封面設計 北京蘭卡圖文設計制作有限公司
出版發行 中醫古籍出版社
地 址 北京市東城區東直門内南小街 16 號（100700）
電 話 010-64089446（總編室）010-64002949（發行部）
網 址 www.zhongyiguji.com.cn
印 刷 萬卷書坊印刷（天津）有限公司
開 本 710mm × 1000mm 1/16
印 張 41
字 數 100 千字
版 次 2025 年 7 月第 1 版 2025 年 7 月第 1 次印刷
書 號 ISBN 978-7-5152-3049-8
定 價 198.00 圓（上、下）

據中國中醫科學院圖書館藏
明萬曆二一年李栻本影印原書版框
高一九六毫米寬一四〇毫米

導讀

《肘後備急方》（簡稱《肘後方》）是一部治療危急病證的方書，雖然部頭不大，但自東晉問世以來，歷史上一直廣為流傳，至今依然。作者葛洪是一位道教學者，且通曉醫藥，有《抱樸子》《玉函方》等著作，其中《玉函方》（亦稱《金匱藥方》）一百卷為方書，因卷帙浩繁不便閱覽，遂精選其中藥方彙編成集，名之《肘後救卒》。據自序，取其『單行徑易，約而易驗』為原則，以利於山鄉僻壤之處，急救病患。其方中藥物均為普通藥物，藥味少且易於就近獲取，多為驗方，效果顯著。原書三卷八十一篇。之後依賴傳抄輾轉流傳，缺漏錯誤難於避免，南朝時陶弘景整理補充，由七十九篇，復添二十二篇，成一百零一篇，仍為三卷，名《補闕肘後百一方》。其後流傳過程中不斷有增補方藥進入，至金朝楊用道將《經史證類備急本草》之附方又摻入其中，名《附廣肘後方》。據現存本書中段成己《葛仙翁肘後備急方序》可知，元朝有至元十三年（1276）段成己序刊本。段序刊刻之傳本在明正統十年（1445）被收入《道藏》，今所見傳世本皆源於此。《道藏》本題名為《葛仙翁肘後備急方》，八卷。以此為底本，明嘉靖三十年（1551）呂顒刊刻之，然今存者不全，有一部藏上海圖書館。明萬曆二年李栻刊刻之，底本亦為《道藏》本，李栻本卷八末有『嶽州府知府劉自化奉檄校勘』之字句，經肖紅艷教授考證，『李栻本由劉自化校勘，經與明正統《道藏》本詳加對比，劉自化的確改正了正統本中大部分錯誤，此本校勘較為精准』。李栻本國內藏兩部，一部藏於中國中醫科學院，一部藏於國家圖書館。明萬曆三年以李栻本為底本陳霽岩刊刻之，明末清初有胡孟晉本，則以陳霽岩本為底本。清朝之後以明刻本為底本刊刻，形成多種不同系統版本。由於李栻本經過校勘，錯誤相對較少，故以此為底本刊刻者居多。據《新編中國中醫古籍總目》記錄，加上現存民國出版者，建國以前《肘後方》版本達二十四種之多。

《肘後方》歷經世代流傳，不僅内容有增補，書名與卷數也有所變化。《晉書·葛洪傳》為『《肘後要急方》四卷』，《隋書·經籍志》為『陶弘景《補闕肘後百一方》九卷，亡』，《舊唐書·經籍志》為『《肘後救卒方》四卷』，《新唐書·藝文志》為『《肘後救卒方》六卷』。《道藏》本《葛仙翁肘後備急方》為後世傳本之祖本，基本定型。

《肘後救卒》之名見於《抱樸子内篇》，救卒有猝然救急之意。卒，同『猝』。肘後救卒方，即應對突然發生的急危病證之方藥。于業禮在《宗教學研究》中發表的《唐代修訂〈肘後方〉及其道教背景考論》說：『「肘後」作為書名，並非始於葛洪《肘後方》。《抱樸子》中就載有《文子肘後經》一卷、《李先生口訣肘後》二卷、《肘後丹法》等，《隋志》中也載有《扁鵲肘後方》三卷……葛洪以「肘後」名其方書者，或是承繼而來。』意即『肘後』之書名或許葛氏從當時其他一些書名借鑒而來，這一解釋頗有道理。自明正統《道藏》本問世，後來刻印者皆出於此，《肘後備急方》之名隨之廣為流傳，其簡稱《肘後方》更是頻繁見諸各類書籍，二者作為書名一正一簡，至今依舊通行。

《肘後方》傳承千年不衰，首先得益於作者體恤庶民苦於疾病而不得醫治的悲憫之心及其深厚的醫藥積澱，其次幸得陶弘景、楊用道之補缺整理與附廣等。葛洪出身望族，後家道中落，從師修道，得其真傳，以道家聞名。其著作《抱樸子內篇》記載了煉丹過程中的一些化學反應，如『丹砂燒之成水銀，積變又還成丹砂』，指加熱紅色硫化汞（丹砂，即朱砂），分解出汞，而汞加硫黃又能生成黑色硫化汞，再經燒煉又變為紅色硫化汞，表明化學合成法可制出人造物質，且與天然物質完全相同，此為煉丹術對化學的偉大貢獻。葛氏沉穩好思，四處求書博覽，儒學造詣甚深。又善神仙導養之道，廣施醫藥，救治病患，為一代道教兼醫藥之宗師。據考證，《肘後方》成書於東晉初，公元三〇七年前後。

《肘後方》記載了一些急性病證包括烈性傳染病的診治，其中某些記錄成為歷史上現存的最早記載。如天花、恙蟲病診治等，又如結核菌導致的人體多器官致病，包括肺結核、骨關節結核、腦膜結核、腸和腹膜結核等。還有被瘋狗咬傷引起的狂犬病，書中記錄了觀察到的症狀，古時雖然並不知曉確切的病原體，但已經提及其傳染性與疾病的嚴重性。尤其針對狂犬病提出治療方案：捕殺瘋狗，取出犬腦，敷於犬傷病人傷口，果然有的人沒有再發病。這一應對辦法與現代免疫學思路不謀而合。《肘後方》收載所治病證大多為常見病證，如卒心腹痛、卒中、猝死、傷寒時氣、瘧疾、各類蟲蛇走獸咬傷、瘡癰惡疽、中毒諸症等等。書中突出主症描述，便於辨別，內外治法兼備，除治療方藥外，常用針灸、推拿、外敷、熨法，可謂開臨床急症學先聲。尤其針灸治法，並不強調穴位名稱，僅提示具體部位和分寸，非熟諳醫者，亦可照此操作，顧及到情急之時，可供常人使用。此外，二〇二四年出版的《肘後備急方輯校》還總結了《肘後方》中的大量急救技術，『如口對口人工呼吸、多種止血術、洗胃術（首創）、灌腸術、腸吻合術（首創）、放腹水的腹腔穿刺術（首創）、導尿術（首創）、清瘡術、引流術、骨折的外固定術（首創，今稱小夾板固定術）、關節脫位整復術（首創）、救溺倒水法（首創）等，這些方法的廣泛應用明顯提高了急救療效。』二〇一五年中國中醫科學院屠呦呦研究員因為發現青蒿素對瘧疾治療的革命性貢獻獲得諾貝爾生理學或醫學獎。她在研究青蒿素遇到困境之際，閱讀到《肘後方》所載：『青蒿一握，以水二升漬，絞取汁，盡服之。』由此受到啟發，改進實驗，終於成功。其頒獎詞提到，青蒿素的問世，『就非洲而言，這意味著每年有十萬人的生命被挽救。』可知，千百年來，起沉痾，救平民於危厄，其福澤惠及華夏，遠至海外，《肘後方》不愧為中醫藥之瑰寶！

中華人民共和國成立以來，中醫古籍得到了全面整理，出版了不少《肘後方》排印本，有校點本、校注本、輯校本等。據不完全統計，一九五五年商務印書館據涵芬樓明正統《道藏》影印本出版校點本，一九六三年人民衛生出版社又出版了它的重印本，一九八三年此版第二次印刷。二〇一五年中醫古籍出版社、二〇一六年開明出版社分別以一九五六年人民衛生出版社影印明李栻本為底本出版了《肘後方》校注本。二〇〇五年天津科技出版社、二〇一六年人民衛生出版社、二〇一六年北京科學技術出版社、二〇二四年中國醫藥科技出版社、二〇二四年華齡出版社分別出版《肘後方》校注本，二〇二一年中國醫藥科技出版社出版名家點評本，均以明李栻本為底本。二〇二四年吉林科學技術出版社也出版了校注本。二〇一六年中國中醫藥出版社以文淵閣四庫全書本為底本、二〇一八年廣東科技出版社以清光緒辛卯年（1891）廣州儒雅堂刻本為底本分別出版校注本。二〇二三年廣東高等教育出版社以明李栻本為底本，出版《白話肘後備急方》。一九八三年安徽科學技術出版社出版《補輯肘後方》，二〇〇九年上海科學技術出版社在前者基礎上出版《附廣肘後方》。二〇二四年鳳凰出版社出版《肘後備急方輯校》。

相對排印本，影印出版的較少，一九五六年人民衛生出版社曾影印明李栻本，所據底本具體情況不詳。二〇一二年廣東科技出版社以清乾隆五十九年（1794）修敬堂刻本為底本影印，二〇一四年湖南科學技術出版社出版《中醫古籍珍本集成》叢書，其方書卷收錄《肘後備急方》，以明李栻本為底本影印，每卷之後附加校注。

明萬曆二年李栻本出於明正統十年《道藏》本，經核對，二者目錄均從卷六始篇名不加序號。正文第三十七篇僅存篇名，無内容；第三十八、三十九篇有内容無篇名；卷六缺第四十四、四十五、四十六三篇内容。可能由於缺此三篇，卷六無法排序號，故導致目錄卷六後篇名不加序號。

中國中醫科學院圖書館收藏的明萬曆二年李栻本，為館藏善本甲級。全書八卷，一函八本，每本一卷，每二卷為一冊。左右雙邊，上下單邊。白象鼻，單魚尾，白書口。每半葉十行，行二十字。板框高一九六毫米，寬一四〇毫米。每卷書衣均鈐有『中醫研究院圖書館藏』『善甲』兩枚朱紅印章。原書多有蟲蝕脱字現象，經過今人修補，為金鑲玉形式。

第一冊目錄為半葉，含卷一、卷二目錄。以此類推，第二冊含卷三和卷四目錄，排列在卷三之前；第三冊含卷五和卷六目錄，排列在卷五之前；第四冊含卷七和卷八目錄，排列在卷七之前。分冊目錄篇名均未加序號。四周單邊。皆分上下兩欄，每欄十三行，行十一字，行與行之間無界線。第一冊首行『第一冊』的『第』字已脱。與之後匯總的八卷目錄對比，卷一缺第九至第十一篇目錄。卷三目錄前的『第二冊』三字漫漶不清，上下兩欄均存在脱字現象。第三冊目錄每欄九行，字數最多者行十二字。第四冊目錄下欄首行衍『七』字。

第一冊目錄之後為『刻葛仙翁肘後備急方序』，第一、二行依次鈐有三枚朱紅印章：『中央衛生研究院圖書館藏』『非佛非仙方是俗』『中央衛生研究院圖藏』。之後七冊之首均為『中央衛生研究院圖書館藏』『中央衛生研究院圖藏』二枚印章。第一冊『附廣肘後方序』之後系全書八卷目錄的匯總。

綜上述，四個分冊目錄與正文部分行款存在明顯差別，由此推測分冊目錄疑自別本加入李栻本之中。明正統十年《道藏》本未載此目錄，至於李栻本分冊目錄源於何處尚不得而知，暫闕疑待考。

《肘後方》傳世至今所存較早者有明代正統、嘉靖、萬曆三種版本，相對完善者為萬曆李栻本，所幸中國中醫科學院圖書館收藏了萬曆李栻本，今中醫古籍出版社予以影印出版，不啻《肘後方》傳承之大事，亦可助力中醫古籍跨越古今，煥發新生命力，為當代中醫藥守正創新貢獻力量。此事功在當代，利於千秋。

萬芳

肘後備急方目錄

肘後備急方七 五一五

肘後備急方卷七卷八目錄 五一七

葛仙翁肘後備急方卷之七 五一九

肘後備急方 一

中醫古籍出版社
Publishing House of Ancient Chinese Medical Books

一[illegible]

卷一

卷二

刻葛仙翁肘後備急方序

嘗觀范文正曰不爲良相則願爲良醫而陸宣公之在忠州亦惟手校方書每嘆其濟人之心先後一揆古人之志何如其深且遠也予少不習醫而濟人一念則耿耿于中每見海内方書則購而藏之方之効者則珍而錄之以爲庶可濟人之急然以不及見古人奇方爲恨

尤愧不能為良醫雖藏之多而無所決擇也今年之夏偶以巡行至均遊武當因閱道藏得肘後備急方八卷乃葛稚川所輯而陶隱居增補之者其方多今之所未見觀二君之所自為序積以年歲僅成此編一方一論皆已試而後錄之尤簡易可以應卒其用心亦勤其選之亦精矣矧二君皆有道之士非世良

醫可比得其方書而用之中病固不必
爲醫可以知藥不必擇方可以知醫其
曰苟能起信可免夭橫信其不我欺也
因刻而布之以快予濟人之心云
萬曆二年甲戌秋仲巡按湖廣監察御
史劍江李栻書

葛仙翁肘後備急方序

醫有方古也古以来著方書者無慮數十百家其方殆未可以數計篇帙浩瀚苟無良醫師安所適從況窮鄉遠地有病無醫有方無藥其不罹夭折者幾希丹陽葛稚川夷考古今醫家之說驗其方簡要易得鍼灸分寸易曉必可以救人於死者為肘後備急方使有病者得

之雖無韓伯休家自有藥雖無封君達
人可爲醫其以備急固宜華陽陶弘景
曰葛之此製利世實多但行之既久不
無謬誤乃著百一方疏于備急之後訛
者正之缺者補之附以炮製服食諸法
纖悉備具仍區別内外他犯爲三條可
不費討尋開卷見病其以備急益宜葛
陶二君世共知爲有道之士於學無所

不貫於術無所不通然猶積年僅成此編蓋一方一論已試而後錄之非徒採其簡易而已人能家置一帙遇病得方方必已病如歷卞和之肆舉皆美玉入伯樂之廐無非駿足可以易而忽之邪葛自序云人能起信可免夭橫意可見矣自天地大變此方湮沒幾絕間一存者閟以自寶是豈制方本意連帥烏侯

夙多疹疾宦學之餘留心于醫藥前按
察河南北道得此方於平鄉郭氏郭之
婦翁得諸汴之掖庭變亂之際與身存
亡未嘗輕以示人迨今而出焉天也侯
命工刻之以趣其成唯恐病者見方之
晚也雖然方之顯晦而人之生死休感
係焉出自有時而隱痛惻怛如是其急
者不忍人之心也有不忍人之心斯有

不忍人之政矣則侯之仁斯民也豈直一方書而已乎方之出乃吾仁心之發見者也因以序見命特書其始末以告夫未知者至元丙子季秋稷亭段成己題

葛仙翁肘後備急方序亦名肘後卒救方隱居又名百一方

抱朴子丹陽葛稚川曰余既窮覽墳索以著述餘暇兼綜術數省仲景元化劉戴祕要金匱綠秩黄素方近將千卷患其混雜煩重有求難得故周流華夏九州之中收拾奇異捃拾遺逸選而集之使種類殊分緩急易簡凡為百卷名曰玉函然非有力不能盡寫又見周甘唐

既諸家各作備急既不能窮諸病狀兼多珍貴之藥豈貧家野居所能立辦又使人用鍼自非究習醫方素識明堂流注者則身中榮衛尚不知其所在安能用鍼以治之哉是使鳧鴈摯擊牛羊搏噬無以異也雖有其方猶不免殘害之疾余今採其要約以爲肘後救卒三卷率多易得之藥其不獲已須買之者亦

皆賤價草石所在皆有兼之以灸灸但言其分寸不名孔穴凡人覽之可了其所用或不出乎垣籬之内顧眄可具苟能信之庶免横禍焉世俗苦於貴遠賤近是古非今恐見此方無黄帝倉公和鵲踰跗之目不能採用安可强乎

華陽隱居補闕肘後百一方序

太歲庚辰隱居曰余宅身幽嶺迄將十載雖每植德施功多止一時之設可以傳方遠裔者莫過於撰述見葛氏肘後救卒殊足申一隅之思夫生人所爲大患莫急於疾疾而不治猶救火而不以水也今輦掖左右藥師易尋郊郭之外已似難值況窮村迥野遥山絶浦其間

枉夭安可勝言方術之書卷軸徒煩拯濟殊寡欲就披覽迷惑多端抱朴此製實爲深益然尚闕漏未盡輒更採集補闕凡一百一首以朱書甄别爲肘後百一方於雜病單治略爲周遍矣昔應璩爲百一詩以箴規心行今余撰此蓋欲衛輔我躬且佛經云人用四大成身一大輒有一百一病是故深宜自想上自

通人下達衆庶莫不各加繕寫而究括之余又别撰效驗方五卷具論諸病證候因藥變通而並是大治非窮居所資若華軒鼎室亦宜修省耳葛序云可以施於貧家野居然亦不止如是今搢紳君子若常處閑佚乃可披檢方書或從禄外邑將命遐征或宿直禁闈晨宵隔絶或急速戎陣城栅嚴阻忽遇疾倉卒

唯拱手相看，冐若探之囊笥，則可庸豎
成醫。故備論證候，使曉然不滯，一披條
領，無使過差也。尋葛氏舊方，至今已二
百許年，播於海内，因而濟者，其效實多。
余今重以該要，庶亦傳之千祀，豈止於
空衛我躬乎？舊方都有八十六首，檢其
四蛇兩犬，不假殊題；喉舌之間，亦非異
處；入塜御氣，不足專名；雜治一條，猶是

諸病部類强致殊分復成失例今乃配合爲七十九首於本文究具都無忖減復添二十二首或因葛一事增構成篇或補葛所遺準文更撰具如後録詳悉自究先次比諸病又不從類遂具復勞在傷寒前霍亂置耳目後陰易之事乃出雜治中兼題與篇名不盡相符卒急之時難於尋檢今亦改其銓次庶歷然

易曉其解散脚弱虛勞渴痢發背嘔血多是貴勝之疾其傷寒中風診候最難分別皆應取之於脉豈凡庸能究今所載諸方皆灼然可用但依法施治無使違逆其癰疽金瘡形變甚衆自非具方未易根盡其婦女之病小兒之病並難治之方法不少亦載其綱要云凡此諸方皆是撮其樞要或名醫垂記或累世

傳良或博聞有驗或自用得力故復各
題祕要之說以避文繁又用藥有舊法
亦不復假事事詮詔令通立定格共爲
成準凡服藥不言先食者皆在食前應
食後者自各言之凡服湯云三服再服
者要視病源准候或疎或數足令勢力
相及毒利藥皆須空腹補瀉其間自可
進粥凡散日三者當取旦中暮進之四

五服則一日之中量時而分均也凡下丸散不云酒水飲者本方如此而別說用酒水飲則是可通用三物服也凡云分等即皆是丸散隨病輕重所須多少無定銖兩三種五種皆分均之分兩凡云丸散之若干分兩者是品諸藥宜多宜少之分兩非必止於若干分兩假令日服三方寸匕須差止是三五兩藥耳

凡云末之是擣篩如法㕮咀者皆細切之凡云湯煮取三升分三服皆絞去滓而後酌量也字方中用鳥獸屎作矢字尿作溺字牡鼠亦作雄字乾作干字凡云錢匕者以大錢上全抄之若云半錢則是一錢抄取一邊爾並用五銖錢也方寸匕即用方一寸抄之可也刀圭准如兩大豆炮熬炙洗治諸藥凡用半夏

皆湯洗五六度去滑附子烏頭炮去皮
有生用者隨方言之礬石熬令汁盡椒
皆出汗麥門冬皆去心丸散用膠皆炙
巴豆皆去心皮熬有生用者隨而言之
杏人去尖皮熬生用者言之葶藶皆熬
皂莢去皮子藜蘆枳殼甘草皆炙大棗
支子擘破巴豆桃杏人之類皆別研搗
如膏乃和之諸角皆屑之麻黃皆去節

凡湯中用芒硝阿膠粭糖皆絞去滓内
湯中更微煑令消紅雪朴硝等皆狀此
而入藥也用麻黄即去節先煑三五沸
掠去沫後乃入餘藥凡如上諸法皆已
具載在余所撰本草上卷中令之人有
此肘後百一者未必得見本草是以復
疏方中所用者載之此事若非留心藥
術不可盡知則安得使之不僻繆也察

病雖千種大畧只有三條而已一則府藏經絡因邪生疾二則四支九竅内外交媾三則假為他物横來傷害此三條者今各以類而分别之貴圖倉卒之時披尋簡易故也今以内疾為上卷外發為中卷他犯為下卷具列之云

上卷三十五首治内病

中卷三十五首治外發病

下卷三十一首治為物所苦病

鹿鳴山續古序

觀夫古方藥品分兩灸穴分寸不類者蓋古今人體大小或異藏府血脉亦有差焉請以意酌量藥品分兩古序已明取所服多少配之或一分為兩或二銖為兩以盞當升可也如中卷末紫丸方代赭赤石脂各一兩巴豆四十杏人五十枚小兒服一麻子百日者一小豆且

多矣若兩用二銖四絫巴豆四杏人五枚可療十數小兒此其類也灸之分寸取其人左右中指中節可也其使有毒狼虎性藥乃急救性命者也或遇發毒急掘地作小坑以水令滿熟攪稍澄飲水自解名為地漿特加是說於品題之後爾

附廣肘後方序

昔伊尹著湯液之論周公設醫師之屬皆所以拯救民疾俾得以全生而盡年也然則古之賢臣愛其君以及其民者蓋非特生者遂之而已人有疾病坐視其危苦而無以救療之亦其心有所不忍也仰惟國家受天成命統一四海主上以仁覆天下輕稅損役約法省刑蠲

積負柔遠服專務以德養民故人臣奉承于下亦莫不以體國愛民為心惟政府内外宗公協同輔翼以共固天保無疆之業其心則又甚爲於斯時也盖民罹兵火獲見太平邊境寧而盜賊息矣則人無死於鋒鏑之慮刑罰清而徙行空矣則人無死於桎梏之憂年穀豐而蓄積富矣則人無死於溝壑之患其所

可虞者獨民之有疾病夭傷而已思亦有以救之其不在於方書矣乎然方之行於世者多矣大編廣集奇藥羣品自名醫貴胄或不能以兼通而卒具況可以施於民庶哉於是行省乃得乾統間所刊肘後方善本即葛洪所謂皆單行徑易約而已驗籬陌之間顧眄皆藥家有此方可不用醫者也其書經陶隱居

增修而益完矣既又得唐慎微證類本草其所附方皆洽見精取切於救治而卷帙尤為繁重且方隨藥著檢用卒難乃復摘錄其方分以類例而附於肘後隨證之下目之曰附廣肘後方下監俾更加讎次且為之序而刊行之方雖簡要而該病則衆藥多易求而論效則遠將使家自能醫人無夭橫以溥濟斯民

於仁壽之域以上廣國家博施愛物之
德其爲利豈小補哉皇統四年十月戊
子儒林郎汴京國子監博士楊用道謹
序

葛仙翁肘後備急方目錄

卷之一

卷之四

卷之五

卷之六

卷之七

卷之八

葛仙翁肘後備急方目錄

葛仙翁肘後備急方卷之一

救卒中惡死方第一

救卒死或先病痛或常居寢臥奄忽而絕皆是中死

救之方

一方取葱黃心刺其鼻男左女右入七八寸若使目中血出佳扁鵲法同是後吹耳條中葛嘗言此云吹鼻故别為一法

又方令二人以衣壅口吹其兩耳極則易又可以筒吹之並捧其肩上側身遠之莫臨死人上

又方以葱葉刺耳耳中鼻中血出者莫怪無血難治

有血是候時當捧兩手忽放之須臾死人自當舉手撈人言痛乃止男刺左鼻女刺右鼻中令入七八寸餘大效亦治自縊死與此扁鵲方同

又方以綿漬好酒中須臾置死人鼻中手按令汁入鼻中并持其手足莫令驚

又方視其上唇裏絃絃者有白如黍米大以針決去之

又方以小便灌其面數廻即能語此扁鵲方法

又方取皂莢如大豆吹其兩鼻中嚏則氣通矣

又方灸其唇下宛宛中承漿穴十壯大效矣

又方割雄鷄頸取血以塗其面乾復塗幷以灰營死人一周

又方以管吹下部令數人手吹之氣通則活

又方破白犬以搨心上無白犬白雞亦佳

又方取雄鴨就死人口上斷其頭以熱血瀝口中幷以竹筒吹其下部極則易人氣通下即活

又方取牛馬糞尚濕者絞取汁灌其口中令入喉若口已禁者以物强發之若不可强者乃扣齒下若無新者以人溺解乾者絞取汁此扁鵲云

又方以繩圍其死人肘腕男左女右畢伸繩從背上

大槌度以下又從此灸橫行各半繩此法三灸各三即起

又方令爪其病人人中取醒不者捲其手灸下文頭隨年

又方灸鼻人中三壯也

又方灸兩足大指爪甲聚毛中七壯此華佗法一云三七壯

又方灸臍中百壯也

扁鵲法又云斷豘尾取血飲之并縛豘以枕之死人須臾活

又云半夏末如大豆吹鼻中

又方搗女青屑重一錢匕開口内喉中以水苦酒立活

按此前救卒死四方并後尸蹷事並是魏大夫傳中正一真人所說扁鵲受長桑公子法尋此傳出世在葛後二十許年無容知見當是斯法久已在世故或言楚王或言趙王兼立語次第亦參差故也

又張仲景諸要方搗薤汁以灌鼻中

又方割丹雄雞冠血管吹内鼻中

又方以雞冠及血塗面上灰圍四邊立起

又方猪脂如雞子大苦酒一升煑沸以灌喉中

又方大豆二七枚以雞子白并酒和盡以吞之

救卒死而壯熱者礬石半斤水一斗半煑消以漬脚令沒踝

救卒死而目閉者騎牛臨面擣薤汁灌之耳中吹皁莢鼻中立效

救卒死而張目及舌者灸手足兩爪後十四壯了飲以五毒諸膏散有巴豆者

救卒死而四支不收失便者馬失一升水三斗煑取二斗以洗之又取牛洞一升溫酒灌口中洞者稀

糞也灸心下一寸臍上三寸臍下四寸各一百壯差

若救小兒卒死而吐利不知是何病者馬矢一丸絞取汁以吞之無濕者水煑取汁

又有備急三物丸散及裴公膏並在後備急藥條中救卒死尤良亦可臨時合用之凡卒死中惡及尸蹷皆天地及人身自然陰陽之氣忽有乖離否隔上下不通偏竭所致故雖涉死境猶可治而生緣氣未都竭也當爾之時兼有鬼神於其間故亦可以符術而獲濟者

附方

扁鵲云中惡與卒死鬼擊亦相類已死者爲治皆參

用此方

搗菖蒲生根絞汁灌之立差尸厥之病卒死脉猶

動聽其耳中如微語聲股間暖是也亦此方治之

孫眞人治卒死方以皁角末吹鼻中

救卒死尸蹷方第二

尸蹷之病卒死而脉猶動聽其耳中循循如嘯聲而

股間暖是也耳中雖然嘯聲而脉動者故當以尸蹷

救之方

以管吹其左耳中極三度復吹右耳三度活

又方搗乾菖蒲以一棗核大著其舌下

又方灸鼻人中七壯又灸陰囊下去下部一寸百壯

若婦人灸兩乳中間又云爪刺人中良久又針人中至齒立起

此亦全是魏大夫傳中扁鵲法即趙太子之患又張仲景云尸一蹷脉動而無氣氣閉不通故靜然而死也

以菖蒲屑内鼻兩孔中吹之令人以桂屑著舌下

又云扁鵲法治楚王效

又方剔左角髮方二寸燒末以酒灌令入喉立起也

又方以繩圍其臂腕男左女右繩從大椎上度下行脊上灸繩頭五十壯活此是扁鵲秘法

又方熨其兩脇下取竈中墨如彈丸漿水和飲之須臾三四以管吹耳中令三四人更手吹之又小管吹鼻孔梁上塵如豆著中吹之令入差

又方白馬尾二七莖白馬前脚目二枚合燒之以苦酒丸如小豆開口吞二丸須臾服一丸

又方針百會當鼻中入髮際五寸針入三分補之針足大指甲下肉側去甲三分又針足中指甲上各

三分大指之内去端韭葉又針手少陰銳骨之端

各一分

又方灸膻中穴二十八壯

救卒客忤死方第三

客忤者中惡之類也多於道門門外得之令人心腹絞痛脹滿氣衝心胷不即治亦殺人救之方

灸鼻人中三十壯令切鼻柱下也以水漬粳米取汁一二升飲之口已禁者以物强發之

又方擣墨水和服一錢匕

又方以銅器若瓦器貯熱湯器著腹上轉冷者撤去

衣器親肉大冷者易以熱湯取愈則止

又方以三重衣著腹上銅器著衣上稍稍少許茅於器中燒之茅盡益之勿頓多也取愈乃止

又方以繩横度其人口以度其臍去四面各一處灸各三壯令四火俱起差

又方横度口中折之令上頭着心下灸下頭五壯

又方眞丹方寸匕蜜三合和服口噤者折齒下之

扁鵲治忤有救卒符并服鹽湯法恐非庸世所能故不載而此病即今人所謂中惡者與卒死鬼擊亦相類爲治參取而用之已死者

搗生菖蒲根絞取汁含之立差

卒忤停尸不能言者桔梗燒二枚末之服

又方末細辛桂分等內口中

又方雞冠血和眞朱丸如小豆內口中與三四枚差

若卒口噤不開者末生附子置管中吹內舌下即差

矣

又方人血和眞朱如梧桐子大二丸折齒納喉中令

下

華佗卒中惡短氣欲死灸足兩母指上甲後聚毛中

各十四壯即愈未差又灸十四壯前救卒死方三

七壯已有其法
又張仲景諸要方麻黄四兩杏人七十枚甘草一兩
以水八升煮取三升分令咽之通治諸感忤
又方韭根一把烏梅二十箇茱萸半斤以水一斗煮
之以病人櫛内中三沸櫛浮者生沉者死煮得三
升與飲之
又方桂一兩生薑三兩梔子十四枚豉五合搗以酒
三升攪微煮之味出去滓頓服取差
飛尸走馬湯巴豆二枚杏人二枚合綿纏椎令碎著
熱湯二合中指捻令汁出便與飲之炊間頓下飲

差小量之通治諸飛尸鬼擊

又有諸丸散並在備急藥中客者客也忤者犯也謂客氣犯人也此蓋惡氣治之多愈雖是氣來鬼鬼毒厲之氣忽逢觸之其衰歇故不能如自然惡氣治之入身而侵尅藏府經絡差後猶宜更為治以消其餘勢不爾亟終為患令有時輒發

附方

外臺秘要治卒客忤停尸不能言細辛桂心等分内口中

又方燒桔梗二兩末米飲服仍吞麝香如大豆許佳

廣利方治卒中客忤垂死麝香一錢重研和醋二合服之即差

治卒得鬼擊方第四

鬼擊之病得之無漸卒著如人刀刺狀胷脇腹内絞急切痛不可抑按或即吐血或鼻中出血或下血一名鬼排治之方

灸鼻下人中一壯立愈不差可加數壯

又方升麻獨活牡桂分等末酒服方寸匕立愈

又方灸臍下一寸三壯

又方灸臍上一寸七壯及兩踵白肉際取差

又方熟艾如鴨子大三枚水五升煑取二升頓服之
又方塩一升水二升和攪飲之并以冷水噀之勿令
即得吐須臾吐即差
又方以粉一撮著水中攪飲之
又方以淳酒吹内兩鼻中
又方斷白犬一頭取熱犬血一升飲之
又方割雞冠血以瀝口中令一咽仍破此雞以搨心
下冷乃弃之於道邊得烏雞彌佳妙
又方牛子矢一升酒三升煑服之大牛亦可用之
又方刀鞘三寸燒末水飲之

又方燒鼠屎末服如黍米不能飲之以少水和內口中

又有諸丸散並在備急藥條中今巫實見人忽有被鬼神所擺拂者或犯其行伍或遇相觸突或身神散弱或愆負所貽輕者因而獲免重者多見死亡猶如燕簡輩事非為虛也必應死亦不可要自不得不救爾

附方

古今錄驗療妖魅猫鬼病人不肯言鬼方鹿角屑擣散以水服方寸匕即言實也

治卒魘寐不寤方第五

卧忽不寤勿以火照火照之殺人但痛齧其踵及足拇指甲際而多唾其面即活又治之方

末皁角管吹兩鼻中即起三四日猶可吹又以毛剌鼻孔中男左女右展轉進之

又方以蘆管吹兩耳并取病人髪二七莖作繩納鼻孔中割雄雞冠取血以管吹入咽喉中大效

又方末竈下黄土管吹入鼻中末雄黄并桂吹鼻中並佳

又方取井底泥塗目畢令人垂頭於井中呼其姓名

即便起也

又方取韭擣以汁吹鼻孔冬月可掘取根取汁灌於口中

又方以鹽湯飲之多少約在意

又方以其人置地利刀畫地從肩起男左女右令周面以刀鋒刺病人鼻令入一分急持勿動其人當鬼神語求哀乃問阿誰何故來當自乞去乃以指滅向所畫地當肩頭數寸令得去不可不具詰問之也

又方以瓦甑覆病人面上使人疾打破甑則寤

又方以牛蹄或馬蹄臨魘人上亦可治卒死青牛尤佳

又方擣雄黃細篩管吹納兩鼻中桂亦佳

又方菖蒲末吹兩鼻中又末內舌下

又方以甑帶左索縛其肘後男左女右用餘稍急絞之又以麻縛腳乃詰問其故約勑解之令一人坐頭守一人於戶內呼病人姓名坐人應曰諾在便蘇

卒魘不覺灸足下大指聚毛中二十一壯

人喜魘及惡夢者取火死灰著履中合枕

又方帶雄黃男左女右

又方灸兩足大指上聚毛中灸二十壯

又方用眞麝香一子於頭邊

又方以虎頭枕尤佳

辟魘寐方取雄黃如棗核繫左腋下令人終身不魘寐

又方眞赤罽方一赤以枕之

又方作犀角枕佳以青木香內枕中并帶

又方[illegible]治卒魘寐久書此符於紙燒令黑以少水和之內死人口中懸鑑死者耳前打之喚死者名不

過半日即活

魘臥寐不寤者皆魂魄外遊爲邪所執錄欲還未得所忌火照火照遂不復入而有燈光中魘者是本由明出但不反身中故耳

附方

千金方治鬼魘不悟皁莢末刀圭起死人

治卒中五尸方第六

五尸者飛尸遁尸風尸沉尸尸注也今所載方兼治之其狀腹痛脹急不得氣息上衝心胷旁攻兩脇或磥塊涌起或攣引腰脊兼治之方

灸乳後三寸十四壯男左女右不止更加壯數差
又方灸心下三寸六十壯
又方灸乳下一寸隨病左右多其壯數即差
又方以四指尖其痛處下灸指下際數壯令人痛上
爪其鼻人中又爪其心下一寸多其壯取差
又方破雞子白頓吞之口閉者內喉中搖頓令下立
差
又方破雞子白頓吞七枚不可再服
又方理當陸根熬以囊貯更番熨之冷復易雖有五
尸之名其例皆相似而有小異者飛尸者遊走皮膚洞穿藏府每發刺

痛變作無常也遁尸者附骨入肉攻鑿血脉每發不可得近見尸喪聞哀哭便作也風尸者淫躍四肢不知痛之所在每發昏恍得風雪便作也沉尸者纏結藏府衝心脇每發絞切遇寒冷便作也尸注者舉身沉重精神錯雜常覺惛廢每節氣改變輒致大惡此一條别有治後熨也凡五尸即身中屍鬼接引也其為病吉經術甚有消滅之方而非世徒能用今復撰其經要以救其敝方

雄黃一兩大蒜一兩令相和似彈丸許内二合熱酒中服之須臾差未差更作已有癖者常畜此藥也

又方乾薑桂分等末之盐三指撮熬令青末合水服之即差

又方擣蒺藜子蜜丸服如胡豆二丸日三
又方粳米二升水六升煑一沸服之
又方猪肪八合銅器煎小沸投苦酒八合相和頓服
即差
又方掘地作小坎水滿中熟攪取汁服之
又方取屋上四角茅內銅器中以三赤布覆腹著器
布上燒茅令熱隨痛追逐蹠下痒即差若瓦屋削
取四角柱燒之亦得極大神良者也
又方桂一赤薑一兩巴豆三枚合擣末苦酒和如泥
以傅尸處燥即差

又方烏臼根剉二升煑令濃去滓煎汁凡五升則入水一兩服五合至一升良

又方忍冬莖葉剉數斛煑令濃取汁煎之服如雞子一枚日二三服佳也

又方烧亂髮熬杏人等分擣膏和丸之酒服桐子大三丸日五六服

又方龍骨三分藜蘆二分巴豆一分擣和井花水服如麻子大如法丸

又方漆葉暴乾擣末酒服之

又方鼉肝一具熟煑切食之令盡亦用蒜虀

又方斷鼈頭燒末水服可分爲三度當如肉者不盡後發更作

又方雄黄一分梔子十五枚芍藥一兩水三升煑取一升半分再服

又方梔子二七枚燒末服

又方乾薑附子各一兩桂二分巴豆三十枚去心並生用搗篩蜜和搗萬杵服二丸如小豆大此藥無所不治

又飛尸入腹刺痛死方凡犀角射罔五注丸並是好藥别在大方中治卒有物在皮中如蝦蟆宿昔下入

腹中如杯不動摇掣痛不可堪過數日即煞人方

巴豆十四枚龍膽一兩半夏土瓜子各一兩桂一

斤半合擣碎以兩布囊貯蒸熱更番以熨之亦可

煑飲少少服之

此本在雜治中病名曰陰尸得者多死

治尸疰鬼注方第七

尸注鬼注病者葛云即是五屍之中尸注又挾諸鬼

邪爲害也其病變動乃有三十六種至九十九種大

略使人寒熱淋瀝恍恍默默不的知其所苦而無處

不惡累年積月漸就頓滯以至於死死後復傳之旁

人乃至減門覺知此候者便宜急治之方
取桑樹白皮曝乾燒為灰得二斗許著甑中蒸令氣浹便下以釜中湯三四斗淋之又淋凡三度極濃止澄清取二斗以漬赤小豆二斗一宿曝乾乾復漬灰汁盡止乃濕蒸令熟以羊肉若鹿肉作羹進此豆飯初食一升至二升取飽滿微者三四斗愈極者七八斗病去時體中自覺疼痒淫淫或若根本不拔重為之神驗也
又方桃人五十枚破研以水煑取四升一服盡當吐吐病不盡三兩日更作若不吐非注

又方杜蘅一兩莖一兩人參半兩許瓠子二七枚松
蘿六銖赤小豆二七枚擣末散平旦溫服方寸匕
曉當吐百種物若不盡後更服之也
又方獺肝一具陰乾擣末水服方寸匕日三一具未
差更作姚云神良
又方朱砂雄黄各一兩鬼臼菵草各半兩巴豆四十
枚去心皮蜈蚣兩枚擣蜜和丸服如小豆不得下
服二丸亦長將行之姚氏燒髮灰熬杏人紫色分
等擣如脂豬脂和酒服梧桐子大日三服差
又有華佗貍骨散龍牙散羊脂丸諸大藥等並在大

方中及成帝所受淮南丸並療疰易滅門女子小兒多注車注船心悶亂頭痛吐有此疢者宜辟方

車前子車下李根皮石長生徐長卿各數兩分等麤擣作方囊貯半合繫衣帶及頭若注船下暴慘以和此共帶之又臨入船刻取此船自燒作屑以水服之

附方

子母秘錄治尸注燒亂髮如雞子大爲末水服之差

食醫心鏡主傳尸鬼氣咳嗽痃癖注氣血氣不通日漸羸瘦方桃人一兩去皮尖杵碎以水一升半煮

汁著米煑粥空心食之

治卒心痛方第八

治卒心痛桃白皮煑汁宜空腹服之

又方桂末若乾薑末二藥並可單用溫酒服方寸七須臾六七服差

又方驢矢絞取汁五六合及熱頓服立定

又方東引桃枝一把切以酒一升煎取半升頓服大效

又方生油半合溫服差

又方黃連八兩以水七升煑取一升五合去滓溫服

五合每日三服
又方當戸以坐若男子病者令婦人以一柸水以飲之若婦人病者令男子以一柸水以飲之得新汲水尤佳又以蜜一分水二分飲之益良也
又方敗布裹盐如彈丸烧令赤末以酒一盞服之
又方煑三沸湯一升以盐一合攪飲之若無火作湯亦可用水
又方閉氣忍之數十度并以手大指按心下宛宛中取愈
又方白艾成熟者三升以水三升煑取一升去滓頓

服之若為客氣所中者當吐之虫物
又方苦酒一柸雞子一枚著中合攪飲之好酒亦可
用
又方取竈下熱灰篩去炭分以布囊貯令灼灼爾便
更番以熨痛上冷更熬熱
又方蒸大豆若煑之以囊貯更番熨痛處冷復易之
又方切生薑若乾薑半升以水二升煑取一升去滓
頓服
又方灸手中央長指端三壯
又方好桂削去皮搗篩溫酒服三方寸匕不差者須

臾可六七服無桂者末乾薑佳
又方横度病人口折之以度心厭下灸度頭三壯
又方畫地作五行字撮中央土以水一升攪飲之也
又方吳茱萸二升生薑四兩豉一升酒六升煑三升
半分三服
又方人參桂心梔子擘甘草炙黄芩各一兩水六升
煑取二升分三服奇效
又方桃人七枚去皮尖熟研水合頓服良亦可治三
十年患
又方附子二兩炮乾薑一兩擣蜜丸服四丸如梧子

大日三

又方吴茱萸一兩半乾薑准上桂心一兩白朮二兩人參橘皮椒去閉口及子汗甘草炙黄芩當歸桔梗各一兩附子一兩半炮搗篩蜜和爲丸如梧子大日三稍加至十丸十五丸酒飲下飯前食後任意效驗

又方桂心八兩水四升煑取一升分三服

又方苦參三兩苦酒升半煑取八合分再服亦可用水無煑者生亦可用

又方龍膽四兩酒三升煑取一升半頓服

又方吴茱萸五合桂一兩酒二升半煎取一升分二服效

又方吴茱萸二升生薑四兩豉一升酒六升煑取二升半分爲三服

又方白雞一頭治之如食法水三升煑取二升去雞煎汁取六合内苦酒六合入眞珠一錢復煎取六合内末麝香如大豆二枚頓服之

又方桂心當歸各一兩梔子十四枚擣爲散酒服方寸匕日三五服亦治久心病發作有時節者也

又方桂心二兩烏頭一兩擣篩蜜和爲丸一服如梧

子大三丸漸加之

暴得心腹痛如刺方苦參龍膽各二兩升麻梔子各三兩苦酒五升煮取二升分二服當大吐乃差

治心疝發作有時激痛難忍方眞射菵吴茱萸分等擣末蜜和丸如麻子服二丸日三服勿喫熱食

又方灸心鳩尾下一寸名巨闕及左右一寸並百壯又與物度頸及度脊如之令正相對也凡灸六處

治久患常痛不能飲食頭中疼重方烏頭六分椒六分乾薑四分擣末蜜丸酒飲服如大豆四丸稍加之

又方半夏五分細辛五分乾薑二分人參三分附子一分擣末苦酒和丸如梧子大酒服五丸日三服

治心下牽急懊痛方桂三兩生薑三兩枳實五枚水五升煮取三升分三服亦可加朮二兩膠飴半斤

治心肺傷動冷痛方桂心二兩豬腎二枚水八升煮取三升分三服

又方附子二兩乾薑一兩蜜丸服四丸如梧子大日三服

治心痺心痛方蜀椒一兩熬令黃末之以狗心血丸之如梧子服五丸日五服

治心下堅痛大如椀邊如旋柈名爲氣分飲水所結方枳實七枚炙术三兩水一斗煑取三升分爲三服當稍軟也

若心下百結積来去痛者方吴茱萸末一升真射茵如彈丸一枚合擣以雞子白和丸丸如小豆大服二丸即差

治心痛多唾似有虫方取六畜心生切作十四臠刀縱横各割之以真丹一兩粉肉割中旦悉吞之入雄黄射香佳

饑而心痛者名曰饑疝龍膽附子黄連分等擣篩服

一錢七日三度服之

附方

藥性論主心痛中惡或連腰臍者

盐如雞子大青布裹燒赤內酒中頓服當吐惡物

拾遺序延胡索止心痛末之酒服

聖惠方治久心痛時發不定多吐清水不下飲食以

雄黃二兩好醋二升慢火煎成膏用乾蒸餅丸如

梧桐子大每服七丸薑湯下

又方治九種心痛妨悶用桂心一分為末以酒一大

盞煎至半盞去滓稍熱服立效

又方治寒疝心痛四肢逆冷全不飲食用桂心二兩為散不計時候熱酒調下一錢匕

外臺秘要治卒心痛乾薑為末水飲調下一錢

又方治心痛當歸為末酒服方寸匕

又必效治蜎心痛熊膽如大豆和水服大效

又方取鰻鱺魚淡炙令熟與患人食一二枚永差飽食彌佳

經驗方治四十年心痛不差黍米淘汁溫服隨多少

經驗後方治心痛薑黃一兩桂穰三兩為末醋湯下一錢匕

簡要濟衆治九種心痛及腹脇積聚滯氣筒子乾漆二兩擣碎炒煙出細研醋煑麪糊和丸如梧桐子大每服五丸至七丸熱酒下醋湯亦得無時服

姚和衆治卒心痛郁李人三七枚爛嚼以新汲水下之飲溫湯尤妙須臾痛止却煎薄塩湯熱呷之

兵部手集治心痛不可忍十年五年者隨手效以小蒜釅醋煑頓服之取飽不用著塩

治卒腹痛方第九

治卒腹痛方書舌上作風字又畫紙上作兩蜈蚣相交吞之

又方擣桂末服三寸匕苦酒人參上好乾薑亦佳

又方粳米二升以水六升煑二七沸飲之

又方食塩一大把多飲水送之忽當吐即差

又方掘土作小坎水滿坎中熟攪取汁飲之

又方令人騎其腹溺臍中

又方米粉一升水二升和飲

又方使病人伏臥一人跨上兩手抄舉其腹令病人自縱重輕舉抄之令去床三尺許便放之如此二七度止拈取其脊骨皮深取痛引之從龜尾至頂乃止未愈更為之

又方令臥枕高一尺許拄膝使腹皮踧氣入胸令人
抓其臍上三寸便愈能乾咽吞氣數十遍者彌佳
此方亦治心痛此即伏氣
治卒得諸疝小腹及陰中相引痛如絞自汗出欲死
方擣沙參末篩服方寸匕立差
此本在雜治中謂之寒疝亦名陰疝此治不差可服
諸利丸下之作走馬湯亦佳
治寒疝腹痛飲食下唯不覺其流行方椒二合乾薑
四兩水四升煑取二升去滓内飴一斤又煎取半
分再服數數服之

又方半夏一升桂八兩生薑一升水六升煑取二升分爲三服

治寒疝來去每發絞痛方吴茱萸三兩生薑四兩豉二合酒四升煑取二升分爲二服

又方附子一枚椒二百粒乾薑半兩半夏十枚大棗三十枚粳米一升水七升煑米熟去滓一服一升令盡

又方肉桂一斤吴茱萸半升水五升煑取一升半分再服

又方牡蠣甘草桂各二兩水五升煑取一升半再服

又方宿烏雞一頭治如食法生地黃七斤合細剉之著甑蔽中蒸銅器承須取汁清旦服至日晡令盡其間當下諸寒癖訖作白粥漸食之久疝者下三劑

附方

博濟方治冷熱氣不和不思飲食或腹痛疞刺山梔子川烏頭等分生搗為末以酒糊丸如梧桐子大每服十五丸炒生薑湯下如小腸氣痛炒茴香葱酒任下二十丸

經驗方治元藏氣發久冷腹痛虛瀉

應急大效玉粉丹生硫黄五兩青鹽一兩已上袞細研以蒸餅爲丸如菉豆大每服五丸熱酒空心服以食壓之

子母秘錄治小腹疼青黑或亦不能喘苦參一兩醋一升半煎八合分二服

聖惠方治寒疝小腹及陰中相引痛自汗出以丹參一兩杵爲散每服熱酒調下二錢七佳

治心腹俱痛方第十

治心腹俱脹痛短氣欲死或巳絶方取梔子十四枚豉七合以水二升先煑豉取一升二合絞去滓内

梔子更煎取八合又絞去滓服半升不愈者盡服之

又方浣小衣飲其汁一二升即愈

又方桂二兩切以水一升二合煑取八合去滓頓服無桂者著乾薑亦佳

又方烏梅二七枚以水五升煑一沸内大錢二七枚煑得二升半强人可頓服羸人可分為再服當下便愈

又方茱萸一兩生薑四兩豉三合酒四升煑取二升分為三服即差

又方乾薑一兩巴豆二兩擣蜜丸一服如小豆二丸
當吐下差
治心腹相連常脹痛方狼毒二兩附子半兩擣篩蜜
丸如梧子大日一服一丸二日二丸三日後服三
丸再一丸至六日服三丸自一至三以常服即差
又方吴茱萸一合乾薑四分附子細辛人參各二分
擣篩蜜丸如梧子大服五丸日三服
凡心腹痛若非中惡霍亂則是皆宿結冷熱所爲今
此方可採以救急差後要作諸大治以消其根源也
附方

梅師方治心腹脹堅痛悶不安雖未吐下欲死以塩五合水一升煎令消頓服自吐下食出即定不吐更服

孫眞人方治心腹俱痛以布裹椒薄注上火熨令椒汗出良

十全方心脾痛以高良薑細剉炒杵末米飲調下一錢七立止

治卒心腹煩滿方第十一

治卒心腹煩滿又胷脇痛欲死方以熱湯令灼灼爾漬手足復易祕方

又方青布方寸鹿角三分亂髮灰二錢七以水二升
煑令得一升五合去滓盡服之
又方剉薏苡根濃煑取汁服三升
又方取比輪錢二十枚水五升煑取三沸日三服
又方擣香菜汁服一二升水煑乾薑亦佳
又方即用前心痛支子豉湯法差
又方黄芩一兩杏人二十枚牡蠣一兩水三升煑取
一升頓服
治厥逆煩滿常欲嘔方小草桂細辛乾薑椒各二兩
附子二兩炮擣蜜和丸服如桐子大四丸

治卒吐逆方灸乳下一寸七壯即愈

又方灸兩手大拇指内邊爪後第一文頭各一壯又灸兩手中央長指爪下一壯愈

此本雜治中其病亦是痰壅霍亂之例兼宜依霍亂條法治之人卒在此上條患者亦少皆因他病兼之耳或從傷寒未復或從霍亂吐下後虛爍或是勞損服諸補藥痞滿或觸寒熱邪氣或食飲協毒或服藥失度並宜各循其本源為治不得專用此法也

附方

千金方治心腹脹短氣以草豆蔻一兩去皮為末以

木瓜生薑湯下半錢

斗門方治男子女人久患氣脹心悶飲食不得因食不調冷熱相擊致令心腹脹滿方厚朴火上炙令乾又醮薑汁炙直待焦黑為度搗篩如麪以陳米飲調下二錢匕日三服良亦治反胃止瀉甚妙

經驗方治食氣遍身黄腫氣喘食不得心胸滿悶不蛀皁角去皮子塗好醋炙令焦為末一錢匕巴豆七枚去油膜二件以淡醋及研好墨為丸如麻子大每服三丸食後陳橘皮湯下日三服隔一日增一丸以利為度如常服消酒食

梅師方治腹滿不能服藥煨生薑綿裹内下部中冷即易之

聖惠方治肺藏壅熱煩悶新百合四兩蜜半盞和蒸令軟時時含一棗大嚥津

葛仙翁肘後備急方卷之一

肘後備急方 二

中醫古籍出版社
Publishing House of Ancient Chinese Medical Books

葛仙翁肘後備急方卷之二　陸二

治卒霍亂諸急方第十二

凡所以得霍亂者多起飲食或飲食生冷雜物以肥膩酒鱠而當風履濕薄衣露坐或夜臥失覆之所致

初得之便務令煖以炭火布其所臥下大熱減之又并蒸被絮若衣絮自苞冷易熱者亦可燒地令熱水沃敷薄布席臥其上厚覆之亦可作灼灼尔熱湯著甕中漬足令至膝并銅器貯湯以著腹上衣藉之冷復易亦可以熨斗貯火著腹上如此而不淨者便急灸之但明案次第莫為亂灸須有其

病乃隨病灸之未有病莫預灸灸之雖未即愈要萬不復死矣莫以灸不即而止灸霍亂艾丸苦不大壯數亦不多本方言七壯爲可四五十無不便火下得活服舊方用理中丸及厚朴大豆豉通脉半夏湯先輩所用藥皆難得今但疏良灸之法及單行數方用之有效不減於貴藥已死未乆者猶可灸

餘藥乃可難備而理中丸四順厚朴諸湯可不預合每向秋月常買自隨

卒得霍亂先腹痛者灸臍上十四壯名太倉在心厭

下四寸更度之
先洞下者灸臍邊一寸男左女右十四壯甚者至三十四十壯名大腸募洞者宜瀉
先吐者灸心下一寸十四壯又并治下痢不止上氣灸五十壯名巨闕正心厭尖頭下一寸是也
先手足逆冷者灸兩足內踝上一尖骨是也兩足各七壯不愈加數名三陰交在內踝尖上三寸是也
轉筋者灸蹶心當拇指大聚筋上六七壯名涌泉又灸足大指下約中一壯神驗
又方灸大指上爪甲際七壯

轉筋入腹痛者令四人捉手足灸臍左二寸十四灸
股中大筋上去陰一寸

若啘者灸手腕第一約理中七壯名心主當中指

下利不止者灸足大指本節內側寸白肉際左右各
七壯名大都

乾嘔者灸手腕後三寸兩筋間是左右各七壯名間
使若正厥嘔絕灸之便通

小品方起死

吐且下利者灸兩乳連黑外近腹白肉際各七壯亦
可至二七壯

若吐止而利不止者灸臍一夫納中七壯又云臍下一寸二七壯

若煩悶湊滿者灸心厭下三寸七壯名胃管

又方以鹽內臍中上灸二七壯

若遶臍痛急者灸臍下三寸三七壯名關元良

治霍亂神祕起死灸法以物橫度病人人中屈之從心鳩尾飛度以下灸先灸中央畢更橫灸左右也

又灸脊上以物圍令正當心厭又夾脊左右一寸各七壯是腹背各灸三處也

華佗治霍亂已死上屋喚魂又以諸治皆至而猶不

差者

捧病人腹臥之伸臂對以繩度兩頭肘尖頭依繩下夾背脊大骨穴中去脊各一寸灸之百壯不治者可灸肘椎已試數百人皆灸畢即起坐佗以此術傳子孫代代皆秘之

右此前並是灸法

治霍亂心腹脹痛煩滿短氣未得吐下方

鹽二升以水五升煑取二升頓服得吐愈

又方生薑若乾薑一二升㕮咀以水六升煑三沸頓服若不即愈更可作無新藥煑滓亦得

又方飲好苦酒三升小老羸者可飲一二升

又方溫酒一二升以蠟如彈丸一枚置酒中消乃飲無蠟以鹽三方寸匕代亦得

又方桂屑半升以煖飲二升和之盡服之

又方濃煑竹葉湯五六升令灼已轉筋處

又方取楠若樟木大如掌者削之以水三升煑三沸去滓令灼之也

又方服乾薑屑三方寸匕

又方取蓼若葉細切二升水五升煑三沸頓服之煑乾蘇若生蘇汁即亦佳

又方小蒜一升㕮咀以水三升煑取一升頓服之
又方以煖湯漬小蒜五升許取汁服之亦可
又方以人血合丹服如梧子大二丸
又方生薑一斤切以水七升煑取二升分為三服
又方取賣解家机上垢如雞子大温酒服之差
又方飲竹瀝少許亦差
又方乾薑二兩甘草二兩附子一兩水三升煑取一
升内猪膽一合相和分為三服
又方蘆蓬茸一大把濃煑飲二升差
若轉筋方燒鐵令赤以灼踵白肉際上近後當縱鐵

以隨足爲留停令成瘡兩足皆爾須臾間熱入腹不復轉筋便愈可脫刀燒蝦尾用之即差

又方煑苦酒三沸以摩之合少粉尤佳以絮胎縛從當膝下至足

又方燒梔子二七枚研末服之

又方桂半夏等分末方寸匕水一升和服之差

又方生大豆屑酒和服方寸匕

又方燒蜈蚣膏傅之即差

若轉筋入腸中如欲轉者

取雞矢白一寸水六合煑三沸頓服之勿令病者

知之

又方苦酒煮衣絮絮中令溫從轉筋處裹之

又方燒編薦索三撮仍酒服之即差

又方釜底黑末酒服之差

若腹中已轉筋者

當倒擔病人頭在下勿使及地腹中平乃止

若兩臂脚及胷脇轉筋

取塩一升半水一斗煮令熱灼灼爾漬手足在胷脇者湯洗之轉筋入腹中倒擔病人令頭在下腹中平乃止若極者手引陰陰縮必死猶在倒擔之

可活耳

若注痢不止而轉肋入腹欲死

生薑一兩累擘破以酒升半煑合三四沸頓服之

差

治霍亂吐下後心腹煩滿方

梔子十四枚水二升煑取二升內豉七合煑取一升頓服之嘔者加橘皮二兩若煩悶加豉一升甘草一兩蜜一升增水二升分為三服

治霍亂煩躁卧不安穩方

葱白二十莖大棗二十枚水三升煑取二升頓服

之

治霍亂吐下後大渴多飲則煞人方

以黃米五升水一斗煑之令得三升清澄稍稍飲之莫飲餘物也

崔氏云理中丸方

甘草三兩乾薑人參白朮各一兩擣下篩蜜丸如彈丸覺不住更服一枚須臾不差仍溫湯一斗以麋肉中服之頻頻三五度令差亦可用酒服

四順湯治吐下腹乾嘔手足冷不止

乾薑甘草人參附子各二兩水六升煑取三升半

分為三服若下不止加龍骨一兩腹痛甚加當歸二兩胡洽用附子一枚桂一兩人霍亂亦不吐痢但四支脉沉肉冷汗出渴者即差

厚朴湯治煩嘔腹脹

厚朴四兩炙桂二兩枳實五枚炙生薑三兩以水六升煑取二升分為三服

凡此湯四種是霍亂諸患皆治之不可不合也霍亂若心痛尤甚者此為挾毒兼用中惡方治之

附方

孫眞人治霍亂

以胡椒三四十粒以飲吞之

千門方治霍亂

用黃杉木劈開作片一握以水濃煎一盞服之

外臺秘要治霍亂煩躁

燒亂髮如雞子大鹽湯三升和服之不吐再服

又方治霍亂腹痛吐痢

取桃葉三升切以水五升煑取一升三合分溫二服

梅師方治霍亂心痛利無汗

取梨葉枝一大握水二升煎取一升服

又方治霍亂後煩躁卧不安穩
葱白二十莖大棗二十枚以水三升煎取二升分
服
兵部手集救人霍亂頗有神效
漿水稍酸味者煎乾薑屑呷之夏月腹肚不調煎
呷之差
孫用和治大瀉霍亂不止
附子一枚重七錢炮去皮臍為末每服四錢水兩
盞鹽半錢煎取一盞溫服立止集效方治吐瀉不
止或取轉多四肢發厥虛風不省人事服此四肢

漸暖神識便省

回陽散天南星為末每服三錢入京棗三枚水一盞半同煎至八分溫服未省再服聖惠方治霍亂轉筋垂死

敗蒲席一握細切漿水一盞煮汁溫溫頓服

又方治肝虛轉筋

用赤蓼莖葉切三合水一盞酒三合煎至四合去滓溫分二服

又方治肝風虛轉筋入腹

以鹽半斤水煮少時熱漬之佳

孫尚藥治脚轉筋疼痛攣急者

松節一兩細剉如米粒乳香一錢右件藥用銀石器内慢火炒令焦只留三分性出火毒研細每服一錢至二錢熱木瓜酒調下應時筋病皆治之

古今錄驗方治霍亂轉筋

取蓼一手把去兩頭以水二升半煑取一升半頓服之

治傷寒時氣溫病方第十三

治傷寒及時氣溫病及頭痛壯熱脉大始得一日方

取旨兊根葉合擣三升許和之真丹一兩水一升

合煮絞取汁頓服之得吐便差若重一升盡服厚覆取汗差

又方小蒜一升擣取汁三合頓服之不過再作便差

又方烏梅二七枚盐五合以水三升煮取一升去滓頓服之

又方取生杍木削去黑皮細切裹白一升以水二升五合煎去滓一服八合三服差

又方取朮丸子二七枚以水五升挼之令熟去滓盡服汁當吐下愈

又方雞子一枚著冷水半升攪與和乃復煮三升水

極令沸以向所和水投湯中急攪令相得適寒溫頓服取汗

又方以真丹塗身令遍面向火坐令汗出差

又方取生蘘荷根葉合擣絞取汁服三四升

又方取乾艾三斤以水一斗煑取一升去滓頓服取汗

又方鹽一升食之以湯送之腹中當絞吐便覆取汗便差

又方取比輪錢一百五十七枚以水一斗煑取七升服汁盡之須臾復以五升水更煑令得一升以水

二升揆中合令得三升出錢飲汁當吐毒出也
又方取猪膏如彈丸着溫服之日三服三日九服
又方烏梅三十枚去核以豉一升苦酒三升煑取一
升半去滓頓服
又傷寒有數種人不能別令一藥盡治之者若初覺
頭痛肉熱脉洪起一二日便作葱豉湯用葱白一
虎口豉一升以水三升煑取一升頓服取汗不汗
復更作加葛根二兩升麻三兩五升水煎取二升
分再服必得汗若不汗更加麻黄二兩又用葱湯
研米二合水一升煑之少時下鹽豉後內葱白四

物令火煎取三升分服取汗也
又方豉一升小男溺三升煎取一升分為再服取汗
又方葛根四兩水一斗煎取三升乃內豉一升煎取
升半一服擣生葛汁服一二升亦為佳也
若汗出不歇已三四日胷中惡欲令吐者
豉三升水七升煑取二升半去滓內蜜一兩又煑
三沸頓服安臥當得吐不差更服取差祕法傳於
子孫也
又方生地黄三斤細切水一斗煑取三升分三服亦
可服藜蘆吐散及苦參龍膽散

若已五六日以上者

可多作青竹瀝少煎令减為數數飲之厚覆取汗

又方大黄黄連黄蘗梔子各半兩水八升煑六七沸

内豉一升葱白七莖煑取三升分服宜老少

又方苦參二兩黄芩二兩生地黄半斤水八升煑取

一升分再服或吐下毒則愈

若已六七日熱極心下煩悶狂言見鬼欲起走

用乾茱萸三升水二升煑取一升後去滓寒溫服

之得汗便愈此方恐不失必可用也祕之

又方大蚓一升破去以人溺煑令熟去滓服之直生

絞汁及水煎之並善又絞糞汁飲數合至一二升謂之黃龍湯陳久者佳

又方取白犬從背破取血破之多多為佳當及熱以薄胷上冷乃去之此治垂死者活無白犬諸純色者亦可用之

又方取桐皮削去上黑者細擘之長斷令四寸一束以酒五合以水一升煑取一升去滓頓服之當吐下青黃汁數升即差

又方雞子三枚芒硝方寸匕酒三合合攪散消盡服之

又方黄連三兩黄蘗黄芩各二兩梔子十四枚水六升煎取二升分再服治煩嘔不得眠

治時氣行垂死破棺千金煑湯苦參一兩㕮咀以酒二升半舊方用苦參酒煑令得一升半去滓適寒温盡服之當聞苦寒吐毒如溶膠便愈

又方大錢百文水一斗煑取八升內麝香當門子李子大末稍稍與飲至盡或汗或吐之

治温毒發斑大疫難救黑膏生地黄半斤切碎好豉一升猪脂二斤合煎五六沸令至三分減一絞去滓末雄黄麝香如大豆者內中攪和盡服之毒從

皮中出即愈

又方用生蝦蟆正爾破腹去腸乃擣吞食之得五月五日乾者燒末亦佳矣

黑奴丸胡洽小品同一名水解丸又一方加小麥黑勃一兩名為麥奴丸支同此注

麻黄二兩大黄二兩黄芩一兩芒硝一兩釜底墨一兩竈突墨二兩梁上塵二兩擣蜜丸如彈丸新汲水五合末一丸頓服之若渴但與水須臾寒寒了汗出便解日移五赤不覺更服一丸此治五六日胷中大熱口噤名為壞病不可醫治用此黑奴

丸

又方大青四兩甘草膠各二兩豉八合以水一斗煮二物取三升半去滓内豉煮三沸去滓乃内膠分作四服盡又合此治得至七八日發汗不解及吐下大熱甚佳

又方大黃三兩甘草二兩麻黃二兩杏人三十枚芒硝五合黄芩一兩巴豆二十粒熬搗蜜丸和如大豆服三丸當利毒利不止米飲止之家人視病者亦可先服取利則不相染易也此丸亦可預合置麻黃解肌一二日便服之

麻黄甘草升麻芍藥石膏各一兩杏人三十枚貝齒三枚末之以水三升煑取一升頓服覆取汗出即愈便食豉粥補虚即宜也

又方麻黄二兩芩桂各一兩生薑三兩以水六升煑取二升分為四服

亦可服葛根解肌湯葛根四兩芍藥二兩麻黄大青甘草黄芩石膏桂各一兩大棗四枚以水五升煑取二升半去滓分為三服微取汗

三日已上至七八日不解者可服小柴胡湯柴胡八兩人參甘草黄芩各三兩生薑八兩無者乾薑三

兩半夏五兩湯洗之大棗十二枚水九升煑取二升半分為三服微覆取汗半日須臾便差若不好更作一劑

若有熱實得汗不解復滿痛煩躁欲謬語者可服大柴胡湯方柴胡半斤大黃二兩黃芩三兩芍藥二兩枳實十枚半夏五兩洗之生薑五兩大棗十二枚水一斗煑取四升當分為四服當微利也

此四方最第一急須者若卒可得藥便可不營之保無死憂諸小治為防以窮極耳若病失治及治不差十日已上皆名壞病唯應服大小鱉甲湯此方藥分

兩乃必而種數多非備急家所辨故不載凡傷寒發汗皆不可使流離過多一服得微汗汗絜便止未止粉之勿當風初得傷寒便身重腰背痛煩悶不已脉浮面赤斑斑如錦文喉咽痛或下痢或狂言欲走此名中陽毒五日可治過此死宜用此方

雄黃甘草升麻當歸椒桂各一分水五升煑取二升半分三服溫覆取汗服後不汗更作一劑

若身重背强蟄蟄如被打腹中痛心下強短氣嘔逆脣青面黑四肢冷脉沉細而緊數此名中陰毒五日可治過此死用此方

甘草升麻各二分當歸椒各一分鱉甲一兩以水五升煑取二升半分三服溫覆取汗汗不出湯煑更作也

陰毒傷口鼻冷者乾薑桂各一分末溫酒三合服之當大熱差凡陰陽二毒不但初得便尒或一二日變作者皆以今藥治之得此病多死治熱病不解而下痢困篤欲死者服此

大青湯方大青四兩甘草三兩膠二兩豉八合赤石脂三兩以水一斗煑取三升分三服盡更作日夜兩劑愈

又方但以水五升豉一升梔子十四枚韭白一把煑
取三升半分為三服
又方龍骨半斤擣碎以水一斗煑取五升使極冷稍
稍飲其間或得汗即愈矣
又方黄連當歸各二兩乾薑一兩赤石脂二兩蜜丸
如梧子服二十九日三夜再
又方黄連二兩熟艾如鴨卵大以水二斗煑取一升
頓服立止
天行諸痢悉主之黄連三兩黄蘗當歸龍骨各二兩
以水六升煑取二升去滓入蜜七合又火煎取一

升半分為三服效

天行毒病挾熱腹痛下痢升麻甘草黄連當歸芍藥桂心黄檗各半兩以水三升煮取一升服之當良

天行四五日大下熱痢黄連黄檗各三兩龍骨三兩艾如雞子大以水六升煮取二升分為二服忌食猪肉冷水

若下膿血不止者赤石脂一斤乾薑一兩粳米一升水七升煮米熟去滓服七合日三

又方赤石脂一斤乾薑二兩水五升煮取三升分二服若絞臍痛加當歸一兩芍藥二兩加水一升也

若大便堅閉令利者大黄四兩厚朴二兩枳實四枚以水四升煑取一升二合分再服得通者止之

若十餘日不大便者服承氣丸大黄杏人各二兩枳實一兩芒硝一合擣蜜和丸如彈丸和湯六七合服之未通更服

若下痢不能食者黄連一升烏梅二十枚炙燥並得擣末蠟如棊子大蜜一升合於微火上令可丸丸如梧子大一服二丸日三

若小腹滿不得小便方細末雌黄蜜和丸取如棗核大内溺孔中令半寸亦以竹管注陰令痛朔之通

又方末滑石三兩葶藶子一合水二升煑取七合服
又方搗生葱薄小腹上參易之
治胷脇痞滿心塞氣急喘急方人參术各一兩枳實
一兩乾薑一兩搗蜜和丸一服一枚若嗽加栝蔞
二兩吐加牡蠣二兩日夜服五六丸不愈更服
毒病攻喉咽腫痛方切當陸炙令熱以布藉喉以熨
布上冷復易
又方取真蔄茹爪甲大內口中以牙小嚼汁以漬喉
當微覺異爲佳也
毒病後攻目方煑蜂窠以洗之日六七度佳

又方冷水漬青布以掩之
若生翳者燒豉二七粒末內管鼻中以吹之
治傷寒嘔不止方甘草一兩升麻半兩生薑三兩橘
皮二兩水三升煑取二升頓服之愈
又方乾薑六分附子四分末以苦酒丸如梧子大一
服三丸日三服
治傷寒噦不止方甘草三兩橘皮一升水五升煑取
三升分服日三取差
又方熟洗半夏末服之一錢一服
又方赤蘇一把水三升煑取二升稍稍飲

又方乾薑六分附子四分末苦酒丸丸如梧子大服三
丸日三服

比歲有病時行仍發瘡頭面及身須臾周帀狀如火
瘡皆戴白漿隨決隨生不即治劇者多死治得差後
瘡瘢紫黑彌歲方滅此惡毒之氣世人云永徽四年
此瘡從西東流遍于海中煮葵菜以蒜虀啖之即止
初患急食之少飯下菜亦得以建武中於南陽擊虜
所得仍呼為虜瘡諸醫參詳作治用之有效方

取好蜜通身上摩亦可以蜜煎升麻并數數食

又方以水濃煮升麻綿沾洗之苦酒漬彌好但痛難

忍

其餘治猶依傷寒法但每多作毒意防之用地黄黑膏亦好

治時行病發黄方茵蔯六兩大黄二兩梔子十二枚以水一斗先煑茵蔯取五升去滓内二物又煑取三升分四服亦可兼取黄疸中雜治法差

比歲又有虜黄病初唯覺四體沉沉不快須臾見眼中黄漸至面黄及舉身皆黄急令溺白紙紙即如蘗染者此熱毒已入内急治之若初覺便作苽蔕赤豆散吹鼻中鼻中黄汁出數升者多差若已深應看其

舌下兩邊有白脉狝狝處蘆刀割破之紫血出數升亦歇然此須慣解割者不解割忽傷亂舌下青脉血出不止便煞人方可燒紡軨鐵以灼此脉令焦兼瓜蔕雜巴豆搗爲丸服之大小便亦去黃汁破灼已後禁諸雜食又云有依黃坐黃復須分別之方

切竹煑飲之如飲

又方搗生瓜根絞取汁飲一升至二三升

又方醋酒浸雞子一宿吞其白數枚

又方竹葉切五升小麥七升石膏三兩末綿裹之以水一斗五升煑取七升一服一升盡喫即差也

又方生葛根汁二升好豉一升梔子三七枚茵蔯切一升水五升煑取三升去滓内葛汁分為五服

又方金色脚雞雌雞血在治如食法熟食宍飲汁令盡不過再作亦可下少鹽豉佳

治毒攻手足腫疼痛欲斷方用虎杖根剉煑適寒溫以漬足令踝上有赤許水止之

又方以稻穰灰汁漬足

又方酒煑苦參以漬足差

又方塩豉及羊尿一升搗令熟以漬之

又方細剉黄蘗五斤以水三斗煑漬之亦治攻陰腫

痛

又方作坎令深三赤少容兩足燒坎令熱以酒灌坎中着屐踞坎中壅勿令泄

又方煑羊桃汁漬之雜少盐豉尤好

又方煑馬矢若羊矢汁漬

又方猪膏和羊矢塗之亦佳

又方以牛肉裹腫處腫消痛止

又方搗常思草絞取汁以漬足

又方猪蹄一具合葱煑去滓內少盐以漬之

毒病下部生瘡者燒盐以深導之不過三

又方生漆塗之綿導之

又方大丸艾灸下部此謂窮無藥

又方取蚓三升以水五升得二升半盡服之

又方煑桃皮煎如粘以綿合導之

又方水中荇菜搗綿裹導之日五易差

又方欅皮槲皮合煑汁如粘糖以導之又濃煑桃皮飲之最良

又方搗蛇莓汁服三合日三水漬烏梅令濃并內崖蜜數數飲

若病人齒無色舌上白或喜睡眠憒憒不知痛痒處

或下痢急治下部不曉此者但攻其上不以下為意下部生蟲蟲食其肛肛爛見五臟便死治之方

取雞子白内漆合攪還内殼中仰頭吞之當吐蟲則愈

又方燒馬蹄作灰細末豬脂和塗綿以導下部日數度差

又方桃人十五枚苦酒二升鹽一合煑取六合服之

又方燒艾於管中熏之令煙入下部中少椎黄雜妙

此方是溪温故尓兼取彼治法

又有病䘌下不止者烏頭二兩女萎雲實各一兩桂

二分蜜丸如桐子水服五丸一日三服

治下部卒痛如鳥啄之方赤小豆大豆各一升合擣

兩囊貯蒸之令熟更互坐即愈

此本在雜治中亦是傷寒毒氣所攻故凡治傷寒方甚多其有諸麻黄葛根桂枝柴胡青龍白虎四順四逆二十餘方並是至要者而藥難盡備且診候須明悉别所在撰大方中今唯載前四方尤是急須者耳其黄膏赤散在辟病條中預合初覺患便服之傷寒時行温疫三名同一種耳而源本小異其冬月傷於寒或疾行力作汗出得風冷至夏發名為傷寒其冬

月不甚寒多暖氣及西風使人骨節緩墮受病至春
發名為時行其年歲中有癘氣兼挾鬼毒相注名為
溫病如此診候並相似又貴勝雅言總名傷寒世俗
因號為時行道術符刻言五溫亦復殊大歸終止是
共途也然自有陽明少陰陰毒陽毒為異耳少陰病
例不發熱而腹滿下痢最難治也

附方

必效方治天行一二日着麻黃一大兩去節以水四
升煑去沫取二升去滓著米一匙及豉為稀粥取
強一升先作熟湯浴淋頭百餘椀然後服粥厚覆

取汗於夜最佳

梅師方治傷寒汗出不解已三四日胸中悶吐豉一升鹽一合水四升煎取一升半分服當吐

聖惠方治傷寒四日已嘔吐更宜吐以苦參末酒下二錢得吐差

又方治時氣熱毒心神煩燥用藍澱半大匙以新汲水一盞服

又方治時氣頭痛不止用朴硝三兩擣羅爲散生油調塗頂上

又方治時氣煩渴用生藕汁一中盞入生蜜一合令

匀分二服

勝金方治時疾熱病狂言心燥苦參不限多少炒黄色為末每服二錢水一盞煎至八分溫服連煎三服有汗無汗皆差

博濟方治陰陽二毒傷寒黑龍丹舶上硫黄一兩以柳木槌研三兩日巴豆一兩和殻記箇數用二升鐺子一口先安硫黄鋪鐺底次安巴豆又以硫黄蓋之釅醋半升已來澆之盞子蓋合令緊密更以濕紙周回固濟縫勿令透氣縫紙乾更以醋濕之文武火熬常著人守之候裹面巴豆作聲數已半

爲度急將鐺子離火便入臼中急搗令細再以少米醋并蒸餅少許再搗令冷可丸如雞頭大若是陰毒用椒四十九粒葱白二莖水一盞煎至六分服一丸陽毒用豆豉四十九粒葱白二莖水一盞同煎吞一丸不得嚼破

孫用和方治陽毒入胃下血頻疼痛不可忍鬱金五箇大者牛黄一皁莢子別細研二味同爲散每服用醋漿水一盞同煎三沸溫服

孫兆口訣治陰毒傷寒手足逆冷脉息沉細頭疼腰重兼治陰毒欬逆等疾方

川烏頭乾薑等分爲麄散炒令轉色放冷再擣爲細散每一錢水一盞塩一撮煎取半盞溫服

又方治陰勝隔陽傷寒其人必燥熱而不欲飲水者是也宜服霹靂散附子一枚燒爲灰存性爲末蜜水調下爲一服而愈此逼散寒氣然後熱氣上行而汗出乃愈

聖惠方治陰毒傷寒四肢逆冷宜熨以吴茱萸一升酒和匀濕絹袋二隻貯蒸令極熱熨脚心候氣通暢匀暖即停熨累驗

唐崔元亮療時疾發黄心狂煩熱悶不認人者取大

括樓一枚黄者以新汲水九合浸淘取汁下蜜半大合朴消八分合攪令消盡分再服便差

外臺祕要治天行病四五日結胷滿痛壯熱身體熱苦參一兩剉以醋二升煑取一升二合盡飲之當吐即愈天行毒病非苦參醋藥不解及溫覆取汗愈

又方救急治天行後嘔逆不下食食入即出取羊肝如食法作生淡食不過三度即止

又方以雞卵一枚煑三五沸出以水浸之外熟内熱則吞之良

聖惠方治時氣嘔逆不下食用半夏半兩湯浸洗七
遍去滑生薑一兩同剉碎以水一大盞煎至六分
去滓分二服不計時候溫服
深師方治傷寒病啘不止半夏熟洗乾末之生薑湯
服一錢七
簡要濟衆治傷寒咳噫不止及噦逆不定
香一兩乾柹蔕一兩焙乾搗末人參煎湯下一錢
無時服
外臺秘要治天行毒病衄鼻是熱毒血下數升者好
墨末之雞子白丸如梧子用生地黄汁下一二十

丸如人行五里再服
又療傷寒已八九日至十餘日大煩渴熱勝而三焦
有瘡𧏙者多下或張口吐舌呵吁目爛口鼻生瘡吟
語不識人除熱毒止痢方
龍骨半斤碎以水一斗煑取四升沉之井底令冷
服五合漸漸進之恣意飲尤宜老少
梅師方治熱病後下痢膿血不止不能食
白龍骨末米飲調方寸匕服
食療治傷寒熱毒下血羚羊角末服之即差又療疝
氣

聖惠方治傷寒狐惑毒蝕下部肛外如䘌痛痒不止
雄黃半兩先用瓶子一箇口大者內入灰上如裝
香大將雄黃燒之候煙出當病處熏之
又方主傷寒下部生䘌瘡用烏梅肉三兩炒令燥杵
為末煉蜜丸如梧桐子大以石榴根皮煎湯食前
下十丸
外臺秘要方崔氏療傷寒手足疼欲脫取羊屎煮汁
以灌之差止亦療時疾陰囊及莖熱腫亦可煮黃
檗等洗之
梅師方治傷寒發豌豆瘡未成膿研芒消用猪膽和

塗上效

經驗後方治時疾發豌豆瘡及赤瘡子未透心煩狂

燥氣喘妄語或見鬼神

龍腦一錢細研旋滴豬心血和丸如雞頭肉大每

服一丸紫草湯下少時心神便定得睡瘡復發透

依常將息取安

藥性論云虎杖治大熱煩燥止渴利小便壓一切熱

毒暑月和甘草煎色如琥珀可愛堪著嘗之甘美

瓶置井中令冷徹如水白甆器及銀器中貯似茶

啜之時人呼為冷飲子又且尊於茗能破女子經

候不通搗以酒浸常服有孕人勿服破血

治時氣病起諸復勞方第十四

凡得毒病愈後百日之内禁食猪犬羊肉并傷血及肥魚久膩乾魚則必大下痢下則不可復救又禁食麪食胡蒜韭薤生菜蝦鱓輩食此多致復發則難治又令到他年數發也

治篤病新起早勞及食飲多致欲死方

燒鱉甲服方寸匕

又方以水服胡粉少許

又方粉三升以煖水和服之厚覆取汗

又方乾蘇一把水五升煑取二升盡服之無乾者生
亦可用加生薑四兩豉一升
又方鼠矢兩頭尖者二七枚豉五合以水三升煎半
頓服之可服溫覆取汗愈有麻子人內一升加水
一升彌良亦可內枳實葱白一虎口也
又方取伏雞子殼碎之熬令黃黑細末熱湯服一合
溫覆取汗
又方大黃麻黃各二兩梔子人十四枚豉一升水五
升煑取三升分再服當小汗及下痢
又方濃煑甘皮服之蘆根亦佳

覺多而發復方燒飯篩末服方寸匕良

治交接勞復陰卵腫或縮入腹腹中絞痛或便絶方

燒婦人月經衣服方寸匕

又方取豘子一枚撞之三十六放於户中逐使喘極

乃刺脇下取血一升酒一升合和飲之若卒無者

但服血慎勿便冷應用猳豘

又方取所交接婦人衣覆男子上一食久活之

又方取猳豘脛及血和酒飲之差

又方刮青竹茹二升以水三升煮令五六沸然後絞

去滓以竹茹湯溫服之此方亦通治勞復

又方礬石一分消三分末以大麥粥清可方寸匕三
服熱毒隨大小便出
又方取蓼子一大把水挼取汁飲一升乾者濃取汁
服之葱頭擣以苦酒和服亦佳
又方蚯蚓數升絞取汁服之良
若差後病男接女病女接男安者陰易病者發復復
者亦必死
卒陰易病男女溫病差後雖數十日血脉未和尚有
熱毒與之交接者即得病曰陰易殺人甚於時行宜
急治之

令人身體重小腹急熱上腫胷頭重不能舉眼中生䁴膝脛拘急欲死方

取婦人褌親陰上者割取燒末服方寸七日三小便即利而陰微腫者此當愈得童女褌亦良若女病亦可用男褌

又方鼠矢兩頭尖者二七枚藍一把水五升煑取二升盡服之溫覆取汗

又方蚯蚓二十四枚水一斗煑取三升一服仍取汗並良

又方末乾薑四兩湯和頓服溫覆取汗得解止

又方男初覺便灸陰三七壯若已盡甚至百壯即愈
服無妨陰道瘡復常
兩男兩女並不自相易則易之爲名陰陽交換之謂
也
凡欲病人不復取女人手足爪二十枚又取女中下
裳帶一尺燒灰以酒若米飲服之
大病差後小勞便鼻衄方
左顧牡蠣十分石膏五分擣末酒服方寸七日三
四亦可蜜丸服如梧子大服之
大病差後多虛汗及眼中流汗方

杜仲牡蠣分等暮卧水服五七則停不止更作

又方甘草二兩石膏二兩搗末以漿服方寸七日二服差

又方龍骨牡蠣麻黄根末雜粉以粉身良

又差復虚煩不得眠眼中痛疼懊憹豉七合烏梅十四枚水四升先煑梅取二升半内豉取一升半分再服無烏梅用梔子十四枚亦得

又方黄連四兩芍藥二兩黄芩一兩膠三小挺水六升煑取三升分三服亦可内乳子黄二枚

又方千里流水一石揚之萬度二斗半半夏二兩洗

之秫米一斗茯苓四兩合煑得五升分五服

附方

梅師方治傷寒差後交接發動困欲死眼不開不能語方

梔子三十枚水三升煎取一升服

治瘴氣疫癘溫毒諸方第十五

辟瘟疫藥干散大麻人柏子人乾薑細辛各一兩附子半兩炮擣篩正旦以井華水舉家各服方寸匕疫極則三服日一服

老君神明白散术一兩附子三兩烏頭四兩桔梗二

兩半細辛一兩擣篩正旦服一錢匕一家合藥則一里無病此帶行所遇病氣皆消若他人有得病者便溫酒服之方寸匕亦得病已四五日以水三升煑散服一升覆取汗出也

赤散方牡丹五分皁莢五分炙之細辛乾薑附子各三分肉桂二分真珠四分躑躅四分擣篩為散初覺頭强邑邑便以少許內鼻中吸之取吐溫酒服方寸匕覆眠得汗即差晨夜行及視病亦宜少許以內粉粉身佳牛馬疫以一匕著舌下溺灌日三四度甚妙也

度瘴散辟山瘴惡氣若有黑霧鬱勃及西南溫風皆為疫癘之候方

麻黄椒各五分烏頭三分細辛朮防風桔梗桂乾薑各一分擣篩平旦酒服一盞匕辟毒諸惡氣冒霧行尤宜服之

太乙流金方雄黄三兩雌黄二兩礬石鬼箭各一兩半羖羊角二兩擣為散三角絳囊貯一兩帶心前并門戶上月旦青布裹一刀圭中庭燒溫病人亦燒燻之即差

辟天行疫癘雄黄丹砂巴豆礬石附子乾薑分等擣

蜜丸平旦向日吞之一丸如胡麻大九日止令無
病
常用辟溫病散方真珠肉桂各一分貝母三分熬之
雞子白熬令黄黑三分擣篩歲旦服方寸匕若歲
中多病可月月朔望服之有病即愈病人服者當
可大效
虎頭殺鬼方虎頭骨五兩朱砂雄黄雌黄各一兩半
鬼臼皁莢蕪荑各一兩擣篩以蠟蜜和如彈丸絳
囊貯繫臂男左女右家中懸屋四角月朔望夜半
中庭燒一丸一方有菖蒲藜蘆無虎頭鬼臼皁莢

作散帶之

麹泉黄膏方大黄附子細辛乾薑椒桂各一兩巴豆八十枚去心皮擣細苦酒漬之宿臘月猪膏二斤煎三上三下絞去滓蜜器貯之初覺勃色便熱如梧子大一丸不差又服亦可火炙以摩身體數百遍佳并治賊風走遊皮膚並良可預合之便服即愈也

單行方術西南社中栢東南枝取暴乾末服方寸匕立差

又方正月上寅日擣女青屑三角絳嚢貯繫戶上帳

前大吉
又方馬蹄木擣屑二兩絳囊帶之男左女右
又方正月朔旦及七月吞麻子小豆各二七枚又各
二七枚投井中又以附子二枚小豆七枚令女子
投井中
又方冬至日取雄赤雞作腊至立春煑食盡勿分他
人二月一日取東行桑根大如指懸門戶上又人
人帶之
又方埋鵲於圊前
斷溫病令不相染著斷髮仍使長七寸盜著病人卧

帶下

又方以繩度所住戶中壁屈繩結之

又方密以艾灸病人床四角各一壯不得令知之佳也

又方取小豆新布囊貯之置井中三日出舉家男服十枚女服二十枚

又方桃木中蟲矢末服方寸匕

又方鮑魚頭燒三指撮小豆七枚合末服之女用豆二七枚

又方熬豉雜土酒漬常將服之

又方以鯽魚密致卧下勿令知之

又方栢子人細辛粽米乾薑三分附子一分末酒服方寸匕日服三服十日

又方用麥蘗服粽米乾薑又云麻子人可作三種服之

附方

外臺祕要辟瘟方

取上等朱砂一兩細研白蜜和丸如麻子大常以太歲日平旦一家大小勿食諸物面向東立各吞三七丸永無疾疫

葛仙翁肘後備急方卷之二

肘後備急方 三

中醫古籍出版社
Publishing House of Ancient Chinese Medical Books

葛仙翁肘後備急方卷之三

治寒熱諸瘧方第十六

治瘧病方鼠婦豆豉二七枚合擣令相和未發時服二丸欲發時服一丸

又方青蒿一握以水二升漬絞取汁盡服之

又方用獨父蒜於白炭上燒之末服方寸匕

又方五月五日蒜一片去皮中破之刀割令容巴豆一枚去心皮内蒜中令合以竹挾以火炙之取可熱擣爲三丸未發前服一丸不止復與一丸

又方取蜘蛛一枚蘆管中密塞管中以綰頸過發時

乃解去也

又方日始出時東向日再拜畢正長跪向日叉手當閉氣以書墨注其管兩耳中各七注又丹書舌上言子日死畢復再拜還去勿顧安卧勿食過發時斷即差

又方多煮豉湯飲數升令得大吐便差

又方取蜘蛛一枚著餅中合丸吞之

又方臨發時擣大附子下篩以苦酒和之塗背上

又方鼠婦蟲子四枚各一以飴糖裹之丸服便斷即差

又方常山擣下篩成末三兩眞丹一兩白蜜和擣百
杵丸如梧子先發服三丸中服三丸臨臥服三丸
無不斷者常用効
又方大開口度上下脣以繩度心頭灸此度下頭百
壯又灸脊中央五十壯過發時灸二十壯
又方破一大豆去皮書一片作日字一片作月字左
手持日右手持月吞之立愈向日服之勿令人知
也
又方皁莢三兩去皮炙巴豆二兩去心皮擣丸如大
豆大一服一枚

又方巴豆一枚去心皮射茼茹巴豆大棗一枚去皮合擣成丸先發各服一丸如梧子大也
又方常山知母甘草麻黄等分擣蜜和丸如大豆服三丸比發時令過畢
又方常山三兩甘草半兩水酒各半升合煑取半升先發時一服比發令三服盡
又方常山三兩剉以酒三升漬二三日平旦作三合服欲嘔之臨發又服二合便斷舊酒亦佳急亦可煑
又方常山三兩秫米三百粒以水六升煑取三升分

之服至發時令盡

又方若發作無常心下煩熱取常山二兩甘草一兩半合以水六升煑取二升分再服當快吐仍斷勿飲食

老瘧久不斷者常山三兩鼈甲一兩炙升麻一兩附子一兩烏賊骨一兩以酒六升漬之小令近火一宿成服一合比發可數作

又方藜蘆皁莢各一兩炙巴豆二十五枚並擣熬令黃依法擣蜜丸如小豆空心服一丸未發時一丸臨發時又一丸勿飲食

又方牛膝莖葉一把切以酒三升服令微有酒氣不即斷更作不過三服而止

又方末龍骨方寸匕先發一時以酒一升半煑三沸及熱盡服溫覆取汗便即效

又方常山三兩甘草半兩知母一兩擣蜜丸至先發時服如梧子大十丸次服減七丸八丸後五六丸即差

又方先發二時以炭火床下令脊脚極煖被覆過時乃止此治先寒後熱者

又方先炙鱉甲擣末方寸匕至時令三服盡用火炙

無不斷

又方常山三兩擣篩鷄子白和之丸空腹三十丸去發食久三十丸發時三十丸或吐或否也從服藥至過發時勿飲食

治溫瘧不下食知母鱉甲炙常山各二兩地骨皮三兩切竹葉一升切石膏四兩以水七升煑二升五合分溫三服忌蒜熱麪豬魚

治瘴瘧常山黃連豉熬各三兩附子二兩炮擣篩蜜丸空腹服四丸欲發三丸飲下之服藥後至過發時勿喫食

若兼諸痢者黄連犀角各三兩牡蠣香豉各二兩並
熬龍骨四兩擣篩蜜丸服四十丸日再服飲下
無時節發者常山二兩甘草一兩半豉五合綿裹以
水六升煮取三升再服快吐
無問年月可治三十年者常山黄連各三兩酒一斗
宿漬之曉以瓦釜煮取六升一服八合比發時令
得三服熱當吐冷當利服之無不差者半料合服
得
勞瘧積久衆治不差者生長大牛膝一大虎口以水
六升煮取二升空腹一服欲發一服

禳一切瘧是日抱雄雞一時令作大聲無不差

又方未發頭向南卧五心及額舌七處閉氣書鬼字

呪法發日執一石於水濱一氣呪云智智圓圓行路非難捉取瘧鬼送與河官急急如律令投於水不得廻顧

治一切瘧烏梅丸方甘草二兩烏梅肉熬人參桂心肉蓯蓉知母牡丹各二兩常山升麻桃人去皮尖熬烏豆皮熬膜取皮各三兩桃人研欲丸入之擣篩蜜丸蘇屠臼擣一萬杵發日五更酒下三十丸平旦四十丸欲發四十丸不發日空腹四十丸晚

三十丸無不差徐服後十餘日喫肥肉發之也

乜見瘧白驢蹄二分熬大黄四分菉豆三分末砒霜

二分光明砂半分雄黄一分擣蜜丸如梧子發日

平旦冷水服二丸七日內忌油

附方

外臺秘要治瘧不痊乾薑高良薑等分爲末每服一

錢水一中盞煎至七分服

聖惠方治久患勞瘧瘴等方用鱉甲三兩塗酥炙令

黄去裙爲末臨發時溫酒調下二錢匕

治瘧用桃人一百箇去皮尖於乳鉢中細研成膏不

得犯生水候成膏入黄丹三錢丸如梧子大每服三丸當發日面北用溫酒吞下如不飲酒井花水亦得五月五日午時合忌鷄犬婦人見

又方用小蒜不拘多少研極爛和黄丹少許以聚爲度丸如鷄頭大候乾每服一丸新汲水下面東服至妙

治卒發癲狂病方第十七

治卒癲疾方灸陰莖上宛宛中三壯得小便通則愈

又方灸陰莖上三壯囊下縫二七壯

又方灸兩乳頭三壯又灸足大指本藂毛中七壯灸

足小指本節七壯

又方取葶藶一升擣三千杵取白犬倒懸之以杖犬令血出承取以和葶藶末服如麻子大一丸三服取差

又方莨菪子三升酒五升漬之出曝乾漬盡酒止擣服一錢七日三匆多益狂

又小品癲狂莨菪散莨菪子三升末之酒一升漬多日出擣之以向汁和絞去滓湯上煎令可丸服如小豆三丸日三口面當覺急頭中有蟲行者額及手足應有赤色處如此必是差候若未見服取盡

矣

又方末房葵溫酒服一刀圭至二三身潤又小不仁爲候

又方自縊死者繩燒三指撮服之

凡癲疾發則仆地吐涎沫無知彊掠起如狂反遺糞者難治

治卒發狂方燒蝦蟇擣末服方寸匕日三服之酒服

又方臥其人著地以冷水淋其面爲終日淋之

治卒狂言鬼語方針其足大拇指爪甲下入少許即止

又方以甑帶急合縛兩手火灸左右脇握肘頭文俱起七壯須臾鬼語自道姓名乞去徐徐詰問乃解手耳

凡狂發則欲走或自高貴稱神聖皆應備諸火灸乃得永差耳

若或悲泣呻吟者此爲邪魅非狂自依邪方治之近效方已生蠶紙作灰酒水任下差療風癲也

附方

斗門方治癲癇用艾於陰囊下穀道正門當中間隨年數灸之

千金方治風癲百病麻人四升水六升猛火煮令牙生去滓煎取七合旦空心服或發或不發或多言語勿怪之但人摩手足須定凡進三劑愈

又方治狂邪發無特披頭大叫欲殺人不避水火苦參以蜜丸如梧子大每服十丸薄荷湯下

外臺祕要治風癇引脇牽痛發作則吐耳如蟬鳴天門冬去心皮曝乾擣篩酒服方寸匕若人久服亦能長生

廣利方治心熱風癇爛龍角濃研汁食上服二合日再服

經驗後方治大人小兒久患風癇纏喉㗋嗽遍身風
瘮急中涎潮
等此藥不大吐逆只出涎水小兒服一字瓜蔕不
限多少細碾爲末壯年一字十五已下老怯半字
早晨井花水下一食頃含沙糖一塊良久涎如水
出年深涎盡有一塊如涎布水上如鑑矣涎盡食
粥一兩日如吐多困甚即嚥麝香湯一盞即止矣
麝細研溫水調下昔天平尚書覺昏眩即服之取
涎有效
明皇雜録云開元中有名醫紀朋者觀人顏色談笑

知病深淺不待診脉帝聞之召於掖庭中看一宫
人每日昃則笑歌啼號若狂疾而足不能履地朋
視之曰此必因食飽而大促力頓仆於地而然乃
飲以雲母湯令熟寐覺而失所苦問之乃言因太
華公主載誕宫中大陳歌吹某乃主謳懼其聲不
能清且長喫㹠蹄羹飽而當筵歌大曲曲罷覺胷
中甚熱戲於砌臺上高而墜下久而方惺病狂足
不能及地

治卒得驚邪恍惚方第十八

治人心下虛悸方麻黄半夏等分搗篩丸服如大豆

三丸日三稍增之半夏湯洗去滑乾

若驚憂怖迫逐或驚恐失財或激憤惆悵致志氣錯越心行違僻不得安定者

龍骨遠志茯神防風牡蠣各二兩甘草七兩大棗七枚以水八升煮取二升分再服日日作之取差

又方茯苓乾地黄各四兩人參桂各三兩甘草二兩麥門冬一升去心半夏六兩洗滑生薑一斤以水一斗又殺烏鷄取血及肝心煮三升分四服日三夜一其間少食無爽作三劑差

又方白雄鷄一頭治如食真珠四兩切薤白四兩以

水三升煑取二升宿勿食旦悉食鷄等及飲汁盡
又有鎮心定志諸丸在大方中
治卒中邪鬼恍惚振噤方灸鼻下人中及兩手足大
指爪甲本令艾丸在宍上各七壯不止至十四壯
愈此事本在雜治中
治女人與邪物交通獨言獨笑悲思恍惚者末雄黄
一兩以松脂二兩溶和虎爪攪令如彈丸夜内火
籠中燒之令女人侵坐其上被急自蒙唯出頭耳
一爾末差不過三劑過自斷也
又方雄黄一兩人參一兩防風一兩五味子一升擣

餙清旦以井水服方寸匕三服差
師徃以針五枚内頭髻中狂病者則以器貯水三赤
新布覆之橫大刀於上悉乃矜莊呼見其人其人
必欲起走慎勿聽因取一噴之一呵視三通乃熟
拭去水指彈額上近髮際問欲愈乎其人必不肯
答如此二七彈乃答欲因杖針刺鼻下人中近孔
内側空停針兩耳根前宛宛動中停針又刺鼻直
上入髮際一寸橫針又刺鼻直上入乃具語問怜
怜醒悟則乃止矣
若男女喜夢與鬼通致恍惚者鋸截鹿角屑酒服三

指撮日三

附方

張仲景主心下悸半夏麻黄丸二物等分末蜜丸如小豆每服三丸日三

簡要濟衆方每心藏不安驚悸善忘上鬲風熱化痰白石英一兩朱砂一兩同研爲散每服半錢食後夜臥金銀湯調下

心中客熱膀胱間連脇下氣妨常旦憂愁不樂兼心忪者

取莎草根二大斤切熬令香以生絹袋貯之於三

大斗無灰清酒中浸之春三月浸一日即堪服冬
十月後即七日近暖處乃佳每空腹服一盞日夜
三四服之常令酒氣相續以知爲度若不飲酒即
取莎草根十兩加桂心五兩蕪荑三兩和擣爲散
以蜜和爲丸擣一千杵丸如梧子大每空腹以酒
及薑蜜湯飲汁等下二十丸日再服漸加至三十
丸以差爲度

治中風諸急方第十九

治卒中急風悶亂欲死方灸兩足大指下横文中隨
年壯又别有續命湯

若毒急不得行者内筋急者灸内踝外筋急者灸外踝上二十壯若有腫痺虛者取白歛二分附子一分擣服半刀圭每日可三服

若眼上睛垂者灸目兩眥後三壯

若不識人者灸季脇頭各七壯此脇小肋屈頭也

不能語者灸第二槌或第五槌上五十壯又別有不得語方在後篇中矣

又方豉茱萸各一升水五升煑取二升稍稍服

若眼反口噤腹中切痛者灸陰囊下第一横理十四壯又別有服膏之方

若狂走欲斫刺人或欲自殺罵詈不息稱鬼語者

灸兩口吻頭赤肉際各一壯又灸兩肘屈中五壯又灸背胛中間三壯三日報灸三倉公秘法又應灸陰囊下縫三十壯又別有狂邪方

若發狂者取車轂中脂如雞子熱溫淳苦酒以投脂甚攪令消服之令盡

若心煩恍惚腹中痛滿或時絶而復蘇者

取釜下土五升擣篩以冷水八升和之取汁盡服之口已噤者強開以竹筒灌之使得下入便愈甚妙

若身體角弓反張四肢不隨煩亂欲死者

清酒五升鷄白矢一升搗篩合和揚之千遍乃飲之大人服一升日三少五合差

若頭身無不痛顛倒煩滿欲死者

取頭垢如大豆大服之幷囊貯大豆蒸熟逐痛處熨之作兩囊更番爲佳若無豆亦可蒸鼠壤土熨

若但腹中切痛者取鹽半斤熬令盡著口中飲熱湯二升得便吐愈

又方附子六分生薑三兩切以水二升煑取一升分爲再服

若手足不隨方取青布燒作煙就小口器中熏痛處

又方豉三升水九升煮取三升分三服又取豉一升微熬囊貯漬三升酒中三宿溫服微令醉爲佳

若身中有掣痛不仁不隨處者取乾艾葉一斛許丸之内瓦甑下塞餘孔唯留一目以痛處著甑目下燒艾以熏之一時間愈矣

又方取朽木削之以水煮令濃熱灼灼爾以漬痛處效

若口噤不開者取大豆五升熬令黃黑以酒五升漬取汁以物强發口而灌之畢取汗

又方獨活四兩桂二兩以酒水二升煑取一升半分

爲三服開口與之溫卧火炙令取汗

若身直不得屈伸反覆者取槐皮黄白者切之以酒

共水六升煑取二升去滓適寒溫稍稍服之

又方刮枳樹皮取一升以酒一升漬一宿服五合至

一升酒盡更作差

若口喎僻者銜奏灸口吻口横文間覺火熱便去艾

即愈勿盡艾盡艾則太過若口左僻灸右吻右僻

灸左吻又灸手中指節上一丸喎右灸左也又有

灸口喎法在此後也

又方取空青末著口中入咽即愈姚同
又方取蜘蛛子摩其偏急頰車上候視正則止亦可
向火摩之
又方牡蠣礬石附子竈中黄土分等搗末以三歲雄
雞冠血和傅急上持水著邊視欲還正便急洗去
藥不著更塗上便愈
又方鼈甲烏頭塗之欲正即揭去之
若四肢逆冷吐清汁宛轉啼呼者
取桂一兩㕮咀以水三升煮取二升去滓適寒溫
盡服

若關節痛疼，蒲黄八兩，附子一兩，炮，合末之。服一錢匕，日三，稍增至方寸匕。

若骨節疼煩，不得屈伸，近之則痛，短氣，得汗出，或欲腫者：附子二兩，桂四兩，术三兩，甘草二兩，水六升，煑取三升，分三服，汗出愈也。

若中暴風，白汗出如水者：石膏、甘草各等分，搗，酒服方寸匕，日移一丈輒一服也。

若中緩風，四支不收者：

豉三升水九升煑取三升分為三服日二作之亦
可酒漬煑飲之
若卒中風癱身體不自收不能語迷昧不知人者陳
元狸骨膏至要在備急藥方中

附方 頭風頭痛附

經驗方治急中風目瞑牙噤無門下藥者用此末子
以中指點末揩齒三二十揩大牙左右其口自開
始得下藥名
開關散天南星搗為末白龍腦二件各等分研自五
月五日午時合患者只一字至半錢

簡要濟衆治中風口噤不開涎潮吐方

用皂角一挺去皮塗猪脂炙令黄色爲末每服一錢七非時溫酒服如氣實脉大調二錢七如牙關不開用白梅揩齒口開即灌藥以吐出風涎差

治中風不省人事牙關緊急者

藜蘆一兩去蘆頭濃煎防風湯浴過焙乾碎切炒微褐色搗爲末每服半錢溫水調下以吐出風涎爲效如人行二里未吐再服

又治膽風毒氣虛實不調昏沉睡多

酸棗人一兩生用金挺蠟茶二兩以生薑汁塗炙

令微焦搗羅爲散每服二錢水七分煎六分無時
温服
孫尚藥治卒中風昏昏若醉形體惛悶四肢不收或
倒或不倒或口角似斜微有涎出斯須不治便爲
大病故傷人也此證風涎潮於上膈痺氣不通宜
用
急救稀涎散猪牙皁角四梃須是肥實不蚛削去黑
皮晉礬一兩光明通瑩者二味同搗羅爲細末再
研爲散如有患者可服半錢重者三字七温水調
灌下不大嘔吐只是微微涎稀令出或一升二升

當時惺惺次緩而調治不可便大段治恐過傷人
命累經效不能盡述
梅師方療癱緩風手足嚲曳口眼喎斜語言蹇澁履
步不正
神驗烏龍丹川烏頭去皮臍了五靈脂各五兩右爲
末入龍腦麝香研令細勻滴水丸如彈子大每服
一丸先以生薑汁研化次煖酒調服之一日兩服
空心晚食前服治一人只三十丸服得五七丸便
覺擡得手移得步十丸可以自梳頭
聖惠方治一切風疾若能久服輕身明目黑髭駐顏

用南燭樹春夏取枝葉秋冬取根皮揀擇細剉五升水五斗慢火煎取二斗去滓別於淨鍋中慢火煎如稀餳以甆瓶貯溫酒下一匙日三服

又方治風立有奇效用木天蓼一斤去皮細剉以生絹袋貯好酒二斗浸之春夏一七日秋冬二七日後開每空心日午初夜合溫飲一盞老幼臨時加減若長服日只每朝一盞

又方治中風口喎巴豆七枚去皮爛研喎左塗右手心喎右塗左手心仍以煖水一盞安向手心須臾即便正洗去藥并頻抽掣中指

又方治風頭旋用蟬殻二兩微炒爲末非時溫酒下一錢匕

千金方治中風面目相引偏僻牙車急舌不可轉桂心以酒煑取汁故布蘸搨病上正即正左喎搨右右喎搨左常用大效

又方治三年中風不較者松葉一斤細切之以酒一斗煑取三升頓服取汗出立差

又方主卒中風頭面腫杵杏人如膏傅之

又方治頭面風眼瞤鼻塞眼暗冷淚

杳人三升爲末水煑四五沸洗頭冷汗盡三度差

外臺秘要治卒中風口喎

皁角五兩去皮爲末三年大醋和右喎塗左左喎塗右乾及傳之差

又治偏風及一切風桑枝剉一大升用今年新嫩枝以水一大斗煎取二大升夏用井中沉恐酢壞每日服一盞空心服盡又煎服終身不患偏風若預防風能服一大升佳

又主風身體如蟲行鹽一斗水一石煎減半澄清溫洗三五度治一切風

葛氏方治中風寒瘟直口噤不知人
雞屎白一升熬令黄極熱以酒三升和攪去滓服
千金翼方治熱風汗出心悶水和雲母服之不過再
服立差
篋中方治風頭及腦掣痛不可禁者摩膏主之
取牛蒡莖葉搗取濃汁二升合無灰酒一升盐花
一匙頭熇火煎令稠成膏以摩痛處風毒散自止
亦主時行頭痛摩時須極力令作熱乃速效冬月
無葉用根代之亦可
經驗後方治中風及壅滯以旋覆花洗塵令淨搗末

鍊蜜丸如梧子大夜卧以茶湯下五丸至七丸十丸

又方解風熱疎積熱風壅消食化氣導血大解壅滯大黄四兩牽牛子四兩半生半熟爲末鍊蜜爲丸如梧子大每服茶下一十丸如要微動喫十五丸冬月宜服並不搜攪人

集驗方治風熱心躁口乾狂言渾身壯熱及中諸毒龍腦甘露丸寒水石半斤燒半日淨地坑内盆合四面濕土壅起候經宿取出入甘草末天竺黄各二兩龍腦二分糯米膏丸彈子大蜜水磨下

食醫心鏡主中風心肺風熱手足不隨及風痺不任
筋脉五緩恍惚煩躁
熊肉一斤切如常法調和作腌腊空腹食之
又主風攣拘急偏枯血氣不通利
鴈肪四兩鍊濾過每日空心煖酒一盃肪一匙頭
飲之
同經曰治歷節諸風骨節疼痛晝夜不可忍者
沒藥半兩研虎腦骨三兩塗酥炙黄色先擣羅為
散與沒藥同研令細溫酒調二錢日三服大佳
聖惠方治歷節風百節疼痛不可忍

用虎頭骨一具塗酥炙黃搥碎絹袋貯用清酒二斗浸五宿隨性多少煖飲之妙

內臺秘要方療歷節諸風百節酸痛不可忍松脂三十斤鍊五十徧不能五十徧亦可二十徧用以鍊酥三升溫和松脂三升熟攪令極稠旦空腹以酒服方寸匕日三數食麫粥爲佳慎血腥生冷酢物果子一百日差

又方松節酒主歷節風四肢疼痛如解落

松節二十斤酒五斗漬二七日服一合日五六服

千金方治白虎風所患不以積年久治無效痛不可

忍者

用膃䐡楓柳皮不限多少細剉焙乾浸酒常服以醉為度即差今之寄生楓樹上者方堪用其葉亦可制砒霜粉尤妙矣

經驗後方治白虎風走注疼痛兩膝熱腫

虎脛骨塗酥炙黑附子炮裂去皮臍各一兩爲末每服溫酒調下二錢七日再服

外臺秘要治癧瘍風及三年

酢磨烏賊魚骨先布磨肉赤即傅之

又治癧瘍風酢磨硫黃傅之止

聖惠方治癧瘍風用羊蹄菜根於生鐵上以好醋磨旋旋刮取塗於患上未差更入硫黃少許同磨塗之

集驗方治頸項及面上白駮浸淫漸長有似癬但無瘡可治鰻鱺魚脂傅之先拭剥上刮使燥痛後以魚脂傅之一度便愈甚者不過三度

聖惠方治白駮用蛇蜕燒末醋調傅上佳

又方治中風煩熱皮膚瘙痒用醍醐四兩每服酒調下半匙

集驗方治風氣客於皮膚瘙痒不已

蜂房炙過蟬蜕等分爲末酒調一錢七日三二服

又方蟬蜕薄荷等分爲末酒調一錢七日三服

北夢瑣言云有一朝士見梁奉御診之曰風疾已深請速歸去朝士復見鄜州馬醫趙鄂者復診之言疾危與梁所說同矣曰只有一法請官人試喫消梨不限多少咀齕不及絞汁而飲到家旬日唯喫消梨頓爽矣

千金方治頭風頭痛大豆三升炒令無聲先以貯一斗二升瓶一隻貯九升清酒乘豆熱即投於酒中蜜泥封之七日溫服

孫真人方治頭風痛以豉湯洗頭避風即差

千金翼治頭風搗葶藶子以湯淋取汁洗頭上

又主頭風沐頭吴茱萸二升水五升煮取三升以綿染拭髮根

聖惠方治頭風痛每欲天陰雨風先發者用桂心一兩為末以酒調如膏用傅頂上并額角

陳藏器拾遺序云頭疼欲死鼻內吹消石末愈

日華子云治頭痛水調決明子貼太陽穴

又方決明子作枕勝黑豆治頭風明目也

外臺秘要治頭疼欲裂當歸二兩酒一升煮取六合

飲至再服

孫兆口訣云治頭痛

附子炮石膏煅等分爲末入腦麝少許茶酒下半錢

斗門方治卒頭痛白殭蠶碾爲末去絲以熟水二錢匕立差

又方治偏頭疼用京芎細剉酒浸服之佳

博濟方治偏頭疼至靈散雄黃細辛等分研令細每用一字已下左邊疼吹入右鼻右邊疼吹入左鼻立效

經驗後方治偏頭疼絶妙蓽撥爲末令患者口中含溫水左邊疼令左鼻吸一字右邊疼令右鼻吸一字效

集驗方治偏正頭疼穀精草一兩爲末用白麪調攤紙花子上貼疼處乾又換

偏頭疼方用生蘿蔔汁一蜆殼仰卧注鼻左痛注右右痛注左左右俱注亦得神效

外臺秘要頭風白屑如麩糠方

竪截楮木作枕六十日一易新者

治卒風瘖不得語方第二十

治卒不得語方以苦酒煑苽子薄頸一周以衣苞一日一夕乃解即差
又方煑大豆煎其汁令如飴含之亦但濃煑飲之
又方煑豉汁稍服之一日可美酒半升中攪分爲三服
又方用新好桂削去皮擣篩三指撮著舌下咽之
又方剉穀枝葉酒煑熱灰中沫出隨多少飲之
治卒失聲聲噎不出方橘皮五兩水三升煑取一升去滓頓服傾合服之
又方濃煑苦竹葉服之差

又方擣蘘荷根酒和絞飲其汁此本在雜治中

又方通草乾薑附子茯神各一兩防風桂石膏各二兩麻黄一兩半白术半兩杏人三十枚十物擣篩爲末蜜丸如大豆大一服七丸漸增加之凡此皆中風又有竹瀝諸湯甚多此用藥雖少而是将治所患一劑不差更應服之

又方針大槌旁一寸五分又剌其下停針之

又方礬石桂末綿裹如棗内舌下有唾出之

又方燒馬勒嚼鐵令赤内一升苦酒中破一鷄子合和飲之

若卒中冷聲嘶啞者甘草一兩桂二兩五味子二兩
杏人三十枚生薑八兩切以水七升煮取二升為
二服服之

附方

經驗後方治中風不語獨活一兩剉酒二升煎一升
大豆五合炒有聲將藥酒熱投蓋良久溫服三合
未差再服

又方治中風不語喉中如拽鋸聲口中涎沫取藜蘆
一分天南星一箇去浮皮却臍子上陷一箇坑子
內入陳醋一橡斗子四面用火逼令黃色同一處

搗再研極細用生蜜爲丸如赤豆大每服三丸溫
酒下
聖惠方治中風以大聲咽喉不利以蘘荷根二兩研
絞取汁酒一大盞相和令勻不計時候溫服半盞

治風毒脚弱痹滿上氣方第二十一

脚氣之病先起嶺南稍來江東得之無漸或微覺疼
痹或兩脛小滿或行起忽弱或小腹不仁或時冷時
熱皆其候也不即治轉上入腹便發氣則殺人治之
多用湯酒摩膏種數既多不但一劑今只取單效用
兼灸法

取好豉一升三蒸三曝乾以好酒三斗漬之三宿可飲隨人多少飲預防不必待時便與酒煑豉服之脚弱其得小愈及更營諸方服之并及灸之

次服獨活酒方獨活五兩附子五兩生用切以酒一斗漬經三宿服從一合始以微痺爲度

又方白礜石二斤亦可用鍾乳末附子三兩豉三升酒三斗漬四五日稍飲之若此有氣加蘇子二升也

又方好硫黄三兩末之牛乳五升先煑乳水五升仍內硫黄煎取三升一服三合亦可直以乳煎硫黄

不用水也卒無牛乳羊乳亦得

又方法先煎牛乳三升令減半以五合輙服硫黄末一兩服畢厚蓋取汗勿令得風中間更一服暮又一服若已得汗不復更取但好將息將護之若未差愈後數日中亦可更作若長將亦可煎爲丸北人服此治脚多效但須極好硫黄耳可預備之

若脛已滿捏之没指者但勤飲烏犢牛溺二三升使小便利息漸漸消當以銅器尿取新者爲佳無烏牛純黄者亦可用之

又方取牽牛子擣蜜丸如小豆大五丸取令小便利

亦可正爾吞之其子黑色正似梂子核形市人亦賣之

又方三白根擣碎酒飲之

又方酒若水煑大豆飲其汁又食小豆亦佳又生研胡麻酒和服之差

又方大豆三升水一斗煑取九升內清酒九升又煎取九升稍稍飲之小便利則腫歇也

其有風引白鷄竹瀝獨活諸湯及八風石斛狗脊諸散並别在大方中金芽酒最爲治之要今載其方

蜀椒茵芋金牙細辛䕡草乾地黄防風附子地膚

蒴藋升麻各四兩人參三兩羌活一斤牛膝五兩十四物切以酒四斗漬七日飲二三合稍加之亦治口不能言脚屈至良又有側子酒亦效

若田舍貧家此藥可釀菝葜及松節松葉皆善菝葜淨洗剉之一斛以水三斛煮取九斗以漬麴及煮去滓取一斛漬飯釀之如酒法熟即取飲多少任意可頓作三五斛若用松節葉亦依準此法其汁不厭濃也患脚屈積年不能行腰脊攣痺及腹內緊結者服之不過三五劑皆平復如無釀水邊商陸亦佳

其灸法孔穴亦甚多恐人不能悉皆知處今止疏要者必先從上始若直灸脚氣上不泄則危矣先灸大椎

在項上大節高起者灸其上面一穴耳若氣可先灸百會五十壯穴在頭頂凹中也

肩井各一百壯

在兩肩小近頭凹處指捏之安令正得中穴耳

次灸膻中五十壯

在胸前兩邊對乳胷厭骨解間指按覺氣翕翕爾是也一云正胷中一穴也

次灸巨闕

在心厭尖尖四下一寸以赤度之凡灸以上部五穴亦足治其氣若能灸百會風府胃管及五藏腧則益佳視病之寬急耳諸穴出灸經不可具載之

次乃灸風市百壯

在兩髀外可平倚垂手直掩髀上當中指頭大筋上捻之自覺好也

次灸三里二百壯

以病人手橫掩下併四指名曰一夫指至膝頭骨下指中節是其穴附脛骨外邊捻之凹凹然也

次灸上廉一百壯
又灸三里下一夫
次灸下廉一百壯
又在上廉下一夫
次灸絶骨二百壯
在外踝上三寸餘指端取踝骨上際屈指頭四寸
便是與下廉頗相對分間二穴也此下一十八穴
並是要穴餘伏兎犢鼻穴凡灸此壯數不必頓畢
三日中報灸合盡
又方孔公孽二斤石斛五兩酒二斗浸服之

附方

斗門方治卒風毒腫氣急痛以柳白皮一斤剉以酒煑令熱帛裹熨腫上冷再煑易之甚妙也

聖惠方治走注風毒疼痛用小芥子末和雞子白調傅之

經驗後方治風毒骨髓疼痛芎藭二分虎骨一兩炙爲末夾絹袋貯酒三升漬五日每服二合日三服

食醫心鏡除一切風濕痺四肢拘攣蒼耳子三兩擣末以水一升半煎取七合去滓呷之

又治筋脉拘攣久風濕痺下氣除骨中邪氣利腸胃消水腫久服輕身益氣力
薏苡人一升擣爲散每服以水二升煑兩匙末作粥空腹食
又主補虚去風濕痺醍醐二大兩煖酒一盃和醍醐一匙飲之
經驗方治諸處皮裏面痛何首烏末薑汁調成膏痛處以帛子裹之用火炙鞋底熨之妙
孫真人方主脚氣及上氣取鯽魚一赤長者作膾食一兩頓差

千金翼治脚氣衝心白礬二兩以水一斗五升煎三五沸浸洗脚良

廣利方治脚氣衝煩悶亂不識人大豆一升水三升濃煮取汁頓服半升如未定可更服半升即定

蘇恭云凡患脚氣每旦任意飽食午後少食日晚不食如飢可食豉粥若瞑不消欲致霍亂者即以高良薑一兩打碎以水三升煮取一升頓服盡即消待極飢乃食一椀薄粥其藥唯極飲之良若卒無高良薑母薑一兩代之以清酒一升煮令極熟和滓食之雖不及高良薑亦大效矣

唐本注云脚氣

煑葓草濃汁漬之多差

簡要濟衆治脚氣連腿腫滿久不差方

黒附子一兩去皮臍生用擣爲散生薑汁調如膏塗傅腫上藥乾再調塗之腫消爲度

治服散卒發動困篤方第二十二

凡服五石護命更生及鍾乳寒食之散失將和節度皆致發動其病無所不爲若發起倉卒不以漸而至者皆是散勢也宜及時救解之若四肢身外有諸一切痛違常者

皆即冷水洗數百遍熱有所衝水漬布巾隨以檎
之又水漬冷石以熨之行飲煖酒逍遥起行
若心腹內有諸一切疾痛違常煩悶惛恍者急解之
取冷熱取溫酒飲一二升漸漸稍進覺小寬更進
冷食其心痛者最急若肉冷口已噤但折齒下熱
酒差
若腹內有結堅熱癖使衆疾者急下之
梔子十四枚豉五合水二升煑取一升頓服之熱
甚已發瘡者加黃芩二兩
癖食猶不消惡食畏冷者更下

好大黄末半升芒消半升甘草二兩半夏黄芩芫花各一分擣爲散藏蜜器中欲服以水八升先煑大棗二十枚使爛取四升去棗乃内藥五方寸匕攪和著火上三上三下畢分三服旦一服便利者亦可停若不快更一服下後即作酒粥食二升次作水飧進之不可不即食胃中空虚得熱入便煞人矣

得下後應長將備急

大黄葶藶豉各一合杏人巴豆三十枚擣蜜丸如胡豆大旦服二枚利者減之痞者加之

解散湯方丸散酒甚多大要在於將冷及數自下惟取通利四體欲常勞動又不可失食致飢及餿飯臭魚肉兼不可熱飲食厚衣向火冒暑遠行亦不宜過風冷大都每使於體粗堪任爲好若已病發不得不強自澆耳所將藥每以解毒而冷者爲宜服散覺病去停住後二十日三十日便自服常若留結不消猶致煩熱皆是失度則宜依法防治此法乃多爲貴樂人用而賤苦者服之更少發動當以得寒勞故也恐脱在危急故略載此數條以備忽卒餘具大方中

附方

聖惠方治乳石發動壅熱心悶吐血

以生刺薊擣取汁每服三合入蜜少許攪勻服之

食療云若丹石熱發

菰根和鯽魚煑作羮食之三兩頓即便差耳

治卒上氣咳嗽方第二十三

治卒上氣鳴息便欲絶方

擣韭絞汁飲一升許立愈

又方細切桑根白皮三升生薑三兩呉茱萸半升水七升酒五升煑三沸去滓盡服之一升入口則氣下千金不傳方

又方茱萸二升生薑三兩以水七升煮取二升分爲三服

又方麻黄四兩桂甘草各二兩杏人五十枚熬之擣爲散溫湯服方寸匕日三

又方末人參服方寸匕日五六

氣嗽不問多少時者服之便差方

陳橘皮桂心杏人去尖皮熬三物等分擣蜜丸每服飯後須茶湯下二十丸忌生葱史侍郎傳

治卒厥逆上氣又兩心脇下痛滿淹淹欲絶方溫湯令灼灼爾以漬兩足及兩手數易之也

此謂奔豚病從卒驚怖憂追得之氣下縱縱衝心胸臍間築築發動有時不治煞人諸方用藥皆多又必須煞豚唯有一湯但可辨耳

甘草二兩人參二兩桂心二兩茱萸一升生薑一斤半夏一升以水一斗煑取三升分三服此藥宜預蓄得病便急合之

又方麻黄二兩杏人一兩熬令黄擣散酒散方寸七數服之差

治卒乏氣氣不復報肩息方

乾薑三兩㕮咀以酒一升漬之每服三合日三服

又方度手拇指折度心下灸三壯差

又方麻黄三兩先煎去沫甘草二兩以水三升煑取一升半分三服差後欲令不發者取此二物并熬杏人五十枚蜜丸服如桐子大四五丸日三服差

又方麻黄二兩桂甘草各一兩杏人四十枚以水六升煑取二升分三服此三方並各小投杯湯有氣疹者亦可以藥擣作散長將服之多冷者加乾薑三兩多痰者加半夏三兩

治大走馬及奔趍喘乏便飲冷水因得上氣發熱方

用竹葉三斤橘皮三兩以水一斗煑取三升去滓

分為三服三日一劑良

治大熱行極及食熱餅竟飲冷水過多衝咽不即消

仍以發氣

呼吸喘息方

大黄乾薑巴豆等分末服半錢匕若得吐下即愈

若猶覺停滯在心胷膈中不利者

茯苓二分杜衡三分人參一分擣篩以湯服一錢

七日二三服效

治肺痿咳嗽吐涎沫心中溫溫烟燥而不渴者

生薑五兩人參二兩甘草二兩大棗十二枚水三

升煮取一升半分為再服
又方甘草二兩以水三升煮取一升半分再服
又方生天門冬擣取汁一斗酒一斗飴一升紫菀四
合銅器於湯上煎可丸服如杏子大一丸日可三
服
又方甘草二兩乾薑三兩棗十二枚水三升煮取一
升半分為再服
卒得寒冷上氣方
乾蘇葉三兩陳橘皮四兩酒四升煮取一升半分
為再服

治卒得咳嗽方

用釜月下土一分豉七分擣爲丸梧子大服十四丸

又方烏雞一頭治如食法以好酒漬之半日出雞服酒一云苦酒一斗煑白鷄取三升分三服食雞肉莫與鹽食則良

又方從大椎下第五節下六節上空間灸一處隨年并治上氣

又方灸兩乳下黑白肉際各百壯即愈亦治上氣灸胷前對乳一處須隨年壯也

又方菟人三升去皮搗著器中蜜封頭蒸之一炊須
出曝乾絹袋貯以内二斗酒中六七日可飲四五
合稍增至一升喫之
又方飴糖六兩乾薑六兩末之豉二兩先以水一升
煑豉三沸去滓内飴糖消内乾薑分爲三服
又方以飴糖雜生薑屑蒸三斗米下食如彈子丸日
夜十度服
又方猪腎二枚細切乾薑三兩末水七升煑二升稍
稍服覆取汗
又方炙烏心食之佳

又方生薑汁百部汁和同合煎服二合
又方百部根四兩以酒一斗漬再宿火煖服一升日
再服
又方椒二百粒擣末之杏人二百枚熬之棗百枚去
核合擣令極熟稍稍合如棗許大則服之
又方生薑三兩擣取汁乾薑屑三兩杏人一升去皮
熬合擣爲丸服三丸日五六服
又方芫花一升水三升煑取一升去滓以棗十四枚
煎令汁盡一日一食之三日訖
又方熬擣葶藶一兩乾棗三枚水三升先煑棗取一

升去棗内葶藶煎取五合大人分三服小兒則分爲四服

又華佗五嗽丸炙皁莢乾薑桂等分擣蜜丸如桐子服三丸日三

又方錯取松屑一分桂二分皁莢二兩炙去皮子擣蜜丸如桐子大服十五丸小兒五丸日一二服

又方屋上白蜆殼擣末酒服方寸匕

又方末浮散石服亦蜜丸

又方豬胰一具薄切以苦酒煑食令盡不過二服

又方芫花二兩水二升煑四沸去滓内白糖一斤服

如棗大勿食鹹酸亦治久咳嗽者

治久咳嗽上氣十年二十年諸藥治不差方豬胵三具棗百枚酒三升漬數日服三二合加至四五合服之不久差

又方生龜一隻著坎中就溺之令没龜死漬之三日出燒末以醇酒一升和屑如乾飯頓服之須臾大吐嗽囊出則差小兒可服半升

又方生龜三治如食法去腸以水五升煑取三升以漬麴釀秫米四升如常法熟飲二升令盡此則永斷

又方蝙蝠除頭燒令焦末飲服之

附方

孫真人方治咳嗽

皂莢燒研碎二錢匕豉湯下之

十全博救方治咳嗽

天南星一箇大者炮令裂爲末每服一大錢水一盞生薑三片煎至五分溫服空心日午臨卧時各一服

篋中方治咳嗽含膏丸

曹州葶藶子一兩紙襯熬令黑知母貝母各一兩

三物同擣篩以棗肉半兩別銷沙糖一兩半同入藥中和為丸大如彈丸每服以新綿裹一丸含之徐徐嚥津甚者不過三丸今醫亦多用

崔知悌療久嗽熏法

每旦取款冬花如雞子許少蜜拌花使潤內一升鐵鐺中又用一瓦椀鑽一孔孔內安一小竹筒筆管亦得其筒稍長作椀鐺相合及撞筒處皆麪埿之勿令漏氣鐺下著炭少時款冬煙自從筒出則口含筒吸取煙嚥之如胷中少悶須舉頭即將指頭捻筒頭勿使漏煙氣吸煙使盡止凡如是五日

一爲之待至六日則飽食羊肉餺飥一頓永差

勝金方治久嗽暴嗽勞嗽金粟丸

葉子雌黄一兩研細用紙筋泥固濟小合子一箇令乾勿令泥厚將藥入合子內水調赤石脂封合子口更以泥封之候乾坐合子於地上上面以末入窑瓦坯子彈子大擁合子令作一尖子上用炭十斤簇定頂上著火一熨斗籠起令火從上漸熾候火消三分去一看瓦坯通赤則去火候冷開合子取藥當如鏡面光明紅色入乳鉢內細研湯浸蒸餅心爲丸如粟米大每服三丸五丸甘草水服

服後睡良久妙

崔元亮海上方療嗽單驗方

取好梨去核搗取汁一茶椀著椒四十粒煎一沸

去滓即内黑餳一大兩消訖細細含嚥立定

孟詵云卒咳嗽

以梨一顆刺作五十孔每孔内以椒一粒以麪裹

於熱火灰中煨令熟出停冷去椒食之

又方梨一顆去核内酥蜜麪裹燒令熟食之

又方取梨肉内酥中煎停冷食之

又方搗梨汁一升酥一兩蜜一兩地黄汁一升緩火

煎細細含嚥凡治嗽皆須待冷喘息定後方食熱食之反傷矣冷嗽更極不可救如此者可作羊肉湯餅飽食之便卧少時

千金方治小兒大人欬逆上氣

杏人三升去皮尖炒令黄杵如膏蜜一升分爲三分内杏人杵令得所更内一分杵如膏又内一分杵熟止先食含之嚥汁

楊氏産乳療上氣急滿坐卧不得方

鼈甲一大兩炙令黄細擣爲散取燈心一握水二升煎取五合食前服一錢七食後蜜水服一錢七

劉禹錫傳信方李亞治一切嗽及上氣者
用乾薑須是台州至好者皁莢炮去皮子取肥大
無孔者桂心紫色辛辣者削去皮三物並別擣下
篩了各稱等分多少任意和合後更擣篩一遍鍊
白蜜和搜又擣一二千杵每飲服三丸丸稍加大
如梧子不限食之先後嗽發即服日三五服噤食
葱油鹹腥熱麪其效如神劉在淮南與李同幕府
李每與人藥而不出方或譏其吝李乃情話曰凡
人患嗽多進冷藥若見此方用藥熱燥即不肯服
故但出藥多效試之信之

簡要濟衆治肺氣喘嗽

馬兜零二兩只用裹面子去却殻酥半兩入銚内拌和匀慢火炒乾甘草一兩炙二味為末每服一錢水一盞煎六分溫呷或以藥末含嚥津亦得

治痰嗽喘急不定

桔梗一兩半擣羅為散用童子小便半升煎取四合去滓溫服

楊文蔚治痰嗽利胷膈方

栝樓肥實大者割開子淨洗搥破刮皮細切焙乾半夏四十九箇湯洗十遍搥破焙擣羅為末用洗

栝樓熟水并瓤同熬成膏研細爲丸如梧子大生

薑湯下二十丸

深師方療久欬逆上氣體腫短氣脹滿晝夜倚壁不

得卧常作水鷄聲者白前湯主之白前二兩紫菀

半夏洗各三兩大戟七合切四物以水一斗漬一

宿明日煮取三升分三服禁食羊肉餳大佳

梅師方治久患暇呷咳嗽喉中作聲不得眠取白前

擣爲末溫酒調二錢匕服

又方治上氣咳嗽呷呀息氣喉中作聲唾黏以藍實

葉水浸良久擣絞取汁一升空腹頓服須臾以杏

人研取汁煮粥食之一兩日將息依前法更服吐
痰盡方差
兵部手集治小兒大人欬逆短氣胸中吸吸咳出涕
唾嗽出臭膿涕粘
淡竹瀝一合日三五服大人一升
聖惠方治傷中筋脉急上氣咳嗽
用棗二十枚去核以酥四兩微火煎入棗肉中滴
盡酥常含一枚微微嚥之
經驗後方定喘化涎
猪蹄甲四十九箇淨洗控乾每箇指甲内半夏白

礬各一字入鑵子內封閉勿令煙出火煅通赤去火細研入麝香一錢匕人有上喘咳用糯米飲下小兒半錢至妙

靈苑方治咳嗽上氣喘急嗽血吐血

人參好者擣為末每服三錢匕鷄子清調之五更初服便睡去枕仰卧只一服愈年深者再服忌腥鹹鮓醬麪等并勿過醉飽將息佳

席延賞治虛中有熱欬嗽膿血口舌咽乾又不可服涼藥

好黄耆四兩甘草一兩爲末每服三錢如茶點羮

粥中亦可服

杜壬方治上焦有熱口舌咽中生瘡嗽有膿血桔梗一兩甘草二兩右爲末每服二錢水一盞煎六分去滓溫服食後細呷之亦治肺壅

經驗方治咳嗽甚者或有吐血新鮮桑根白皮一斤米泔浸三宿淨刮上黃皮剉細入糯米四兩焙乾一處擣爲末每服米飲調下一兩錢

千金方治肺破出血忽嗽血不止者用海犀膏一大片於火上炙令焦黃色後以酥塗

之又炙再塗令通透可碾為末用湯化三大錢七
放冷服之即血止水膠是也大驗
食醫心鏡主上氣咳嗽胷膈痞滿氣喘
桃人三兩去皮尖以水一升研取汁和粳米二合
煑粥食之
又治一切肺病咳嗽膿血不止
好酥五斤鎔三遍停取凝當出醍醐服一合差
又主積年上氣咳嗽多痰喘促唾膿血
以蘿蔔子一合研煎湯食上服之
治卒身面腫滿方第二十四

治卒腫滿身面皆洪大方

大鯉一頭醇酒三升煮之令酒乾盡乃食之勿用醋及鹽豉他物雜也不過三兩服差

又方灸足内踝下白肉三壯差

又方大豆一斗熟煮漉飲汁及食豆不過數度必愈小豆尤佳

又方取雞子黄白相和塗腫處乾復塗之

又方杏葉剉煮令濃及熱漬之亦可服之

又方車下李核中人十枚研令熟粳米三合研以水四升煮作粥令得二升服之三作加後也

又方大豆一升以水五升煮二升去豆内酒八升更煮九升分三四服腫差後渴慎不可多飲

又方黄牛溺頓服三升即覺減未消更服之

又方章陸根一斤刮去皮薄切之煮令爛去滓内羊肉一斤下葱豉鹽如食法隨意食之腫差後亦宜作此亦可常搗章陸與米中半蒸作餅子食之

又方猪腎一枚分為七臠甘遂一分以粉之火炙令熟一日一食至四五當覺腹脇鳴小便利不爾更進盡熟剥去皮食之須盡爲佳不爾再之勿食鹽

又方切章陸一升以酒三升漬三宿服五合至一升

日三服之凡此滿或是虛氣或是風冷氣或是水
飲氣此方皆治之
治腫入腹苦滿急害飲食方
大戟烏翅末各二兩擣篩蜜和丸丸如桐子大旦
服二丸當下漸退更取令消乃止之
又方葶藶子七兩椒目三兩茯苓三兩吳茱萸二兩
擣蜜和丸如桐子大服十丸日三服
又方鯉魚一頭重五斤者以水二斗煑取斗半去魚
澤漆五兩茯苓三兩桑根白皮切三升澤瀉五兩
又煑取四升分四服服之小便當利漸消也

又方皁莢剥炙令黄剉三升酒一斗漬石器煑令沸

服一升日三服盡更作

若腫偏有所起處者

以水和灰以塗之燥復更塗

又方赤豆麻子合擣以傅腫上

又方水煑巴豆以布沾以拭之姚云巴豆三十枚合

皮㕮咀水五升煑取三升日五拭腫上隨手即減

勿近目及陰療身體暴腫如吹者

若但是腫者

剉葱煑令爛以漬之日三四度

又方兔絲子一升酒五升漬二三宿服一升日三服
差
若腫從脚起稍上進者入腹則煞人治之方小豆一
斛煑令極爛得四五斗汁溫以漬膝已下日二爲
之數日消盡若已入腹者不復漬但煑小豆食之
莫雜喫飯及魚鹽又專飲小豆汁無小豆大豆亦
可用如此之病十死一生急救之
又方削楠或桐木煑取汁以漬之并飲少許加小豆
妙
又方生猪肝一具細切頓食之勿與鹽乃可用苦酒

妙

又方煮豉汁飲以滓傅脚

附方

備急方療身體暴腫滿

揄皮搗屑隨多少雜米作粥食小便利

楊氏產乳療通體遍身腫小便不利

猪苓五兩搗篩煎水三合調服方寸匕加至二七

食醫心鏡主氣喘促浮腫小便澁

杏人一兩去尖皮熬研和米煮粥極熟空心喫二

合

葛仙翁肘後備急方卷之三

肘後備急方（下）

東晉・葛洪 著

中醫古籍出版社
Publishing House of Ancient Chinese Medical Books

肘後備急方 四

中醫古籍出版社
Publishing House of Ancient Chinese Medical Books

葛仙翁肘後備急方卷之四

治卒大腹水病方第二十五

水病之初，先目上腫起，如老蠶色，俠頭脉動，股裏冷，脛中滿，按之没指，腹内轉側有節聲，此其候也。不即治，須臾身體稍腫，肚盡脹，按之隨手起，則病已成，猶可爲治。此皆從虚損大病或下痢後，婦人產後，飲水不即消，三焦受病，小便不利，乃相結，漸漸生聚，遂流諸經絡故也。治之方：

葶藶一升，熬，擣之，於臼上割生雄鶋雞，合血共頭，共擣萬杵，服如梧子五丸，稍加至十丸，勿食鹽，常

食小豆飯飲小豆汁鱧魚佳也

又方防已甘草葶藶各二兩搗苦酒和丸如梧子大三丸日三服常服之取消平乃止

又方椎黄六分麝香三分甘遂芫花人參各二分搗蜜和丸服如豆大二丸加至四丸即差

又方但以春酒五升漬葶藶子二升隔宿稍服一合小便當利

又方葶藶一兩杏人二十枚並熬黄色搗分十服小便去立差

又方胡洽水銀丸大治水腫利小便姚同葶藶椒目

各一升芒消六兩水銀十兩水煑水銀三日三夜
乃以合擣六萬杵自相和丸服如大豆丸日三服
日增一丸至十丸更從一起差後食牛羊肉自補
稍稍飲之
又方多取柯枝皮剉濃煑煎令可丸服如梧子大三
丸須臾又一丸當下水後將服三丸日三服此樹
一名木奴南人用作船
又方真蘇合香水銀白粉等分蜜丸服如大豆二丸
日三當下水節飲好自養無蘇合可闕之也
又方取草麻繩熟者二十枚去皮研之水解得三合

日一服至日中許當吐下諸水汁結裹若不盡三
日後更服三十枚猶未盡更復作差後節飲及鹹
物等

又方小豆一升白雞一頭治如食法以水三斗煑熟
食滓飲汁稍稍令盡

又方取青雄鴨以水五升煑取飲汁一升稍稍飲令
盡厚覆之取汗佳

又方取胡鷰卵中黄頓吞十枚

又方取蛤蟆炙令熟日食十箇

又方若唯腹大動揺水聲皮膚黒名曰水蠱巴豆九

十枚去皮心杏人六十枚去皮尖並熬令黄搗和

之服如小豆大一枚以水下爲度勿飲酒佳

又方兎扇細搗絞汁服如雞子即下水更復取水蠱

若湯研麻子汁飲之

又方蒸彌草三十斤水三石煑取一石去滓更湯上

煎令可丸服如皁莢子三丸至五六丸水隨小便

去節飲糜粥養之

又方白茅根一大把小豆三升水三升煑取乾去茅

根食豆水隨小便下

又方鼠尾草馬鞭草各十斤水一石煑取五斗去滓

更煎以粉和爲丸服如大豆大二丸加至四五丸

禁肥肉生冷勿食

腫滿者白椹樹白皮一握水二升煑取五合白檳榔

大者二枚末之内更煎三五沸湯成下少許紅雪

服之

又將服牛溺章陸羊肉臛及香柔煎等在腫滿條中

其十水丸諸大方在別卷若止皮膚水腹内未有者

服諸發汗藥得汗便差然愼護風寒爲急若唯腹大

下之不去便針臍下二寸入數分令水出孔合須腹

減乃止

附方

李絳兵部手集方療水病無問年月深淺雖復脉惡亦主之

大戟當歸橘皮各一大兩切以水一大升煑取七合頓服利水二三斗勿恠至重不過再服便差禁毒食一年水下後更服永不作此方出張尚客

外臺祕要治水氣

章陸根白者去皮切如小豆許一大盞以水三升煑取一升已上爛即取粟米一大盞煑成粥仍空心服若一日兩度服即恐利多每日服一頓即微

利不得雜食

又療水病腫

鯉魚一頭極大者去頭尾及骨唯取肉以水二斗赤小豆一大升和魚肉煑可取二升已上汁生布絞去滓頓服盡如不能盡分為二服後服温令暖服訖當下利利盡即差

又方卒患腫滿曾有人忽脚趺腫漸上至膝足不可蹴地至大水頭面徧身大腫脹滿苦瓠白瓤實捻如大豆粒以麪裹煑一沸空心服七枚至午當出水一斗三日水自出不止大瘦乃差三年内慎口

味也苦瓠須好者無黡黷細理妍淨者不爾有毒
不用
聖惠方治十種水不差垂死
用猯肉半斤切粳米三合水三升葱椒薑豉作粥
食之
又方治十種水病腫滿喘促不得卧
以螻蛄五枚乾爲末食前湯調半錢七至一錢小
便通效
食醫心鏡治十種水病不差垂死
青頭鴨一隻治如食法細切和米并五味煑令極

熟作粥空腹食之
又方主水氣脹滿浮腫小便澁少
白鴨一隻去毛腸洗饋飯半升以飯薑椒釀鴨腹
中縫定如法蒸候熟食之
楊氏產乳療身體腫滿水氣急卧不得
郁李人一大合擣爲末和麥麪搜作餅子與喫入
口即大便通利氣便差
梅師方治水腫坐卧不得頭面身體悉腫
取東引花桑枝燒灰淋汁煮赤小豆空心食令飽
饑即食盡不得喫飯

又方治水腫小便澁

黄牛尿飲一升日至夜小便利差勿食鹽

又方治心下有水

白朮三兩澤瀉五兩剉以水三升煎取一升半分服

千金翼治小便不利膀胱水氣流滞

以浮萍日乾末服方寸匕日一二服良

經驗方河東裴氏傳經效治水腫及暴腫

葶藶三兩杵六千下令如泥即下漢防已末四兩

取緑頭鴨就藥臼中截頭瀝血於臼中血盡和鴨

頭更擣五千下丸如梧桐子患甚者空腹白湯下

十丸稍可者五丸頻服五日止此藥利小便有效

如神

帝宙獨行方療水腫從脚起入腹則殺人

用赤小豆一斗煑令極爛取汁四五升溫漬膝以

下若以入腹但服小豆勿雜食亦愈

李絳兵部手集方亦著此法云曾得效

治卒心腹癥堅方第二十六

治卒暴癥腹中有物如石痛如刺晝夜啼呼不治之

百日死方牛膝二斤以酒一斗漬以蜜封於熱灰

火中溫令味出服五合至一升量力服之

又方用蒴藋根亦如此尤良

姚云牛膝酒神驗也

又方多取當陸根擣蒸之以新布藉腹上藥披著布上勿腹上冷復之晝夜勿息

又方五月五日蒴十斤去皮桂一尺二寸竈中黄土如鴨子一枚合擣以苦酒和塗以布擒病不過三差

又方取槲木燒爲灰淋取汁八升以釀一斛黍酒成服之從半合始不知稍稍增至一二升不盡一劑皆愈此灰入染絳用葉中釀酒也槲直丞切

凡癥堅之起多以漸生如有卒覺便牢大自難治也
腹中癥有結積便害飲食轉羸瘦治之多用陷冰玉
壺八毒諸大藥今止取小易得者
取虎杖根勿令影臨水上者可得石餘杵熟煑汁
可丸以秫米五六升炊飯内日中塗藥後可飲取
差
又方亦可取根一升擣千杵酒漬之從少起日三服
此酒治癥乃勝諸大藥
又方鼈矢一石桑柴燒灰以水淋之五度取生鼈長
一尺者内中煑之爛熟去骨細擘剉更煎令可丸

丸如梧子大一服七丸日三

又方射罔二兩椒三百粒擣末雞子白和爲丸如大麻子服一丸漸至如大豆大一丸至三丸爲度

又方大猪心一枚破頭去血擣末雄黄麝香當門子五枚巴豆百枚去心皮生用心縫以好酒於小銅器中煎之令心没欲歇隨益盡三升當糜爛煎令可丸如麻子服三丸日三服酒盡不糜者出擣蜜丸之良又大黄末半斤朴消三兩蜜一斤合於湯上煎可丸如梧子服十丸日三服之

治鱉癥伏在心下手揣見頭足時時轉者

白雄雞一雙絶食一宿明旦膏煎飯飼之取其矢
無問多少於銅器中以溺和之火上熬可擣末服
方寸匕日四五服須消盡乃止常餇雞取矢差畢
煞雞單食之姚同

治心下有物大如杯不得食者

葶藶二兩熬之大黄二兩澤漆四兩擣篩蜜丸和
擣千杵服如梧子大二丸日三服稍加

其有陷氷赭鬼諸丸方別在大方中

治兩脇下有氣結者

狼毒二兩旋覆花一兩附子二兩炮之擣篩蜜和

丸服如梧子大二丸稍加至三丸服之

熨癥法

銅器受二升許貯魚膏令深二三寸作大火炷六七枚燃之令膏煖重紙覆癥上以器熨之晝夜勿息膏盡更益也

又方茱萸三升碎之以酒和煮令熟布帛物裹以熨癥上冷更均番用之癥當移去復逐熨須臾消止亦可用好茱萸末以雞子白和射茵服之

又方竈中黄土一升先擣葫熟内上復擣以苦酒澆

令浥浥先以塗布一面仍搶病上以塗布上乾復易之取令消止差

治婦人臍下結物大如杯升月經不通發作往來下痢羸瘦此爲氣瘕按之若牢強肉癥者不可治未者可治

末乾漆一斤生地黃三十斤擣絞取汁火煎乾漆令可丸食後服如梧子大三丸日三服即差

附方

外臺秘要方療心腹宿癥卒得癥

取朱砂細研搜飯令朱多以雄雞一隻先餓二日

後以朱飯飼之著雞於板上收取糞曝燥爲末温清酒服方寸匕至五錢日三服若病困者晝夜可六服一雞少更飼一雞取足服之俟愈即止

又療食魚肉等成癥結在腹并諸毒氣方

狗糞五升燒末之綿裹酒五升漬再宿取清分十服日再已後日三服使盡隨所食癥結即便出矣

千金方治食魚鱠及生肉住胷膈不化必成癥瘕

搗馬鞭草汁飲之一升生薑水亦得即消

又方治肉癥思肉不已食訖復思

白馬尿三升空心飲當吐肉肉不出即死

藥性論云治癥癖病
鼈甲訶梨勒皮乾薑末等分爲丸空心下三十丸
再服
宋明帝宮人患腰痛牽心發則氣絶徐文伯視之曰
髮瘕
以油灌之吐物如髮引之長三尺頭已成蛇能動
摇懸之滴盡惟一髮
勝金方治膜外氣及氣塊方
延胡索不限多少爲末豬胰一具切作塊子炙熟
蘸藥末食之

治心腹寒冷食飲積聚結癖方第二十七

治腹中冷癖水穀癃結心下停痰兩脇痞滿按之鳴轉逆害飲食

取大蟾蜍一枚去皮及腹中物支解之芒消大人一升中人七合瘦弱人五合以水六升煑取四升一服一升一服後未得下更一升得下則九日十日一作

又方茱萸八兩消石一升生薑一斤以酒五升合煑取四升先服一服一升不痛者止勿再服之下病後好將養之

又方大黄八兩葶藶四兩並熬芒消四兩熬令汁盡熟擣蜜和丸丸如梧子大食後服三丸稍增五丸

又方狼毒三兩附子一兩旋覆花三兩擣蜜丸服如梧子大食前三丸日三服

又方巴豆三十枚去心杏人二十枚並熬桔梗六分藜蘆四分皂莢三分並炙之擣蜜和丸如胡豆大未食服一丸日二欲下病者服二丸長將息百日都好差

又方貝母二兩桔梗二兩礬石一兩巴豆一兩去心皮生用擣千杵蜜和丸如梧子一服二丸病後少

少減服

又方茯苓一兩茱萸三兩擣蜜丸如梧子大服五丸日三服

又治暴宿食留飲不除腹中爲患方

大黄茯苓芒消各三兩巴豆一分擣蜜丸如梧子大一服二丸不下痛止

又方椒目二兩巴豆一兩去皮心熬擣以棗膏丸如麻子服二丸下痛止

又方巴豆一枚去心皮熬之椒目十四枚豉十六粒合擣爲丸服二丸當吐利吐利不盡更服二丸

服四神丸下之亦佳

中候黑丸治諸癖結痰癊第一良

桔梗四分桂四分巴豆八分去心皮杏人五分去皮芫花十二分並熬令紫色先搗三味藥成末又搗巴豆杏人如膏合和又搗二千杵丸如胡豆大服一丸取利至二三丸兒生十日欲痼皆與一二丸如粟粒大諸腹内不便體中覺患便服得一兩行利則好也

硫黃丸至熱治人之大冷夏月温飲食不解衣者

硫黃礬石乾薑茱萸桂烏頭附子椒人參細辛皁

莢當歸十二種分等隨人多少擣蜜丸如梧子大
一服十丸至二十丸日三服若冷痢者加赤石脂
龍骨即便愈也

礬石乾薑桂桔梗附子炮皁莢各三兩擣篩蜜丸
如梧子大酒下十丸加至一十五丸

附方

外臺秘要療癖方

大黄十兩杵篩醋三升和匀白蜜兩匙煎堪丸如
梧桐子大一服三十丸生薑湯呑下以利爲度小

者減之

聖惠方治伏梁氣在心下結聚不散

用桃奴二兩爲末空心温酒調二錢匕

簡要濟衆治久積冷不下食嘔吐不止冷在胃中

半夏五兩洗過爲末每服二錢白麪一兩以水和

搜切作碁子水煮麪熟爲度用生薑醋調和服之

治胷膈上痰癊諸方第二十八

治卒頭痛如破非中冷又非中風方

釜月下墨四分附子三分桂一分擣篩以冷水服

方寸匕當吐一方無桂

又方苦參桂半夏等分搗下篩苦酒和以塗痛則差

又方烏梅三十枚鹽三指撮酒三升煑取一升去滓頓服當吐愈

此本在雜治中其病是胷中膈上痰厥氣上衝所致名爲厥頭痛吐之即差

但單煑米作濃飲二三升許適冷煖飲盡二三升須臾適吐適吐畢又飲如此數過劇者須臾吐膽乃止不損人而即差

治胷中多痰頭痛不欲食及飲酒則瘀阻痰方

常山二兩甘草一兩松蘿一兩瓜蔕三七枚酒水

各一升半煑取升半紛服七合取吐吐不盡餘更

分二服後可服半夏湯

胡洽名紛隔湯礬石一兩水二升煑取一升内蜜半

合頓服須臾未吐飲少熱湯

又方杜蘅三兩松蘿三兩瓜蔕三十枚酒一升二合

漬再宿去滓温服五合一服不吐晩更一服

又方瓜蔕一兩赤小豆四兩擣末温湯三合和服便

安卧欲擿之不吐更服之

又方先作一升湯投水一升名爲生熟湯及食三合

鹽以此湯送之須臾欲吐便擿出未盡更服二合

飲湯二升後亦可更服湯不復也
又方常山四兩甘草半兩水七升煑取三升内半升
蜜服一升不吐更服無蜜亦可
方中能月服一種則無痰水之患又有旋覆五飲在
諸大方中若留胃中痞寒短氣腷者腷敷逼切
甘草二兩茯苓三兩杏人五十枚碎之水一斗三
升煑取六升分爲五服
又方桂四兩朮甘草二兩附子炮水六升煑取三升
分爲三服膈中有結積覺駭駭不去者
藜蘆一兩炙末之巴豆半兩去皮心熬之先擣巴

豆如泥入藜蘆末又搗萬杵蜜丸如麻子大服一丸至二三丸

膈中之病名曰膏肓湯丸徑過針灸不及所以作丸含之令氣勢得相燻染有五膈丸方

麥門冬十分去心甘草十分炙椒遠志附子炮乾薑人參桂細辛各六分搗篩以上好蜜丸如彈丸以一丸含稍稍嚥其汁日三丸服之主短氣心胷滿心下堅冷氣也

此疾有十許方率皆相類此丸最勝用藥雖多不合五膈之名謂憂膈氣膈恚膈寒膈其病各有診別在

大方中又有七氣方大約與此大同小別耳

附方

聖惠方治痰厥頭痛

以烏梅十箇取肉塩二錢酒一中盞合煎至七分

去滓非時温服吐即佳

又方治冷痰飲惡心

用蓽撥一兩搗爲末於食前用清粥飲調半錢服

又方治痰壅嘔逆心胷滿悶不下食

用厚朴一兩塗生薑汁炙令黄爲末非時粥飲調

下二錢匕

千金翼論曰治痰飲吐水無時節者其源以冷飲過度遂令脾胃氣羸不能消於飲食飲食入胃則皆變成冷水反吐不停者

赤石脂散主之

赤石脂一斤搗篩服方寸匕酒飲自任稍稍加至三七服盡一斤則終身不吐淡水又不下痢補五藏令人肥健有人痰飲服諸藥不效用此方遂愈

御藥院方真宗賜高祖相國去痰清目進飲食生犀丸

川芎十兩緊小者粟米泔浸三日换切片子日乾

爲末作兩料每料入麝腦各一分生犀半兩煎湯
煑蜜杵爲丸小彈子大茶酒嚼下一丸痰加朱砂
半兩膈壅加牛黃一分水飛鐵粉一分頭目昏眩
加細辛一分口眼喎斜炮天南星一分

又方治膈壅風痰
半夏不計多少酸漿浸一宿温湯洗五七遍去惡
氣日中曬乾擣爲末漿水搜餅子日中乾之再爲
末每五兩入生腦子一錢研勻以漿水濃脚丸雞
頭大紗袋貯通風處陰乾每一丸好茶或薄荷湯
下

王氏博濟治三焦氣不順胷膈壅塞頭昏目眩涕唾痰涎精神不爽

利膈丸牽牛子四兩半生半熟不蚛皂莢塗酥二兩為末生薑自然汁煑糊丸如桐子大每服二十丸荊芥湯下

經驗後方治頭風化痰

川芎不計分兩用淨水洗浸薄切片子日乾或焙杵為末煉蜜為丸如小彈子大不拘時茶酒嚼下

又方治風痰

鬱金一分藜蘆十分各為末和令勻每服一字用

温漿水一盞先以少漿水調下餘者水漱口都服
便以食壓之
外臺祕要治一切風痰風霍亂食不消大便澁
訶梨勒三枚擣取末和酒頓服三五度良
勝金方治風痰
白殭蠶七箇直者細研以薑汁一茶脚温水調灌
之
又方治風痰
以蘿蔔子爲末温水調一匙頭良久吐出涎沫如
是癱緩風以此吐後用緊踈藥服踈後服和氣散

差

斗門方治胷膈壅滯去痰開胃

用半夏淨洗焙乾擣羅爲末以生薑自然汁和爲餅子用濕紙裹於慢火中煨令香熟水兩盞用餅子一塊如彈丸大入鹽半錢煎取一盞溫服能去胷膈壅逆大壓痰毒及治酒食所傷其功極驗

治卒患胷痺痛方第二十九

胷痺之病令人心中堅痞忽痛肌中苦痺絞急如刺不得俛仰其胷前皮皆痛不得手犯胷滿短氣咳嗽引痛煩悶自汗出或徹引背膂不即治之數日害人

治之方
用雄黃巴豆先擣雄黃細篩內巴豆務熟擣相入
丸如小豆大服一丸不效稍益之
又方取枳實擣宜服方寸匕日三夜一服
又方擣括樓實大者一枚切薤白半升以白酒七升
煑取二升分再服亦可加半夏四兩湯洗去滑則
用之
又方橘皮半斤枳實四枚生薑半斤水四升煑取二
升分再服
又方枳實桂等分擣末橘皮湯下方寸匕日三服

仲景方神效

又方桂烏喙乾薑各一分人參細辛茱萸各二分貝母二分合擣蜜和丸如小豆大一服三丸日三服之

若已差復發者

下韭根五斤擣絞取汁飲之愈

附方

杜壬治胷膈痛徹背心腹痞滿氣不得通及治痰嗽

大栝蔞去穰取子熟炒別研和子皮麪糊爲丸如梧桐子大米飲下十五丸

治卒胃反嘔啘方第三十

葛氏治卒乾嘔不息方

破雞子去白吞中黄數枚即愈也

又方擣葛根絞取汁服一升許

又方一云蔗汁温令熱服一升日三一方生薑汁服一升

又方炙兩腕後兩筋中一穴名間使各七壯灸心主尺澤亦佳

又方甘草人參各二兩生薑四兩水六升煑取二升分爲三服

治卒嘔啘又厥逆方

用生薑半斤去皮切之，橘皮四兩擘之，以水七升煮三升，去滓，適寒溫服一升，日三服。

又方：蘡薁藤斷之，當汁出，器承取，飲一升。生葛藤尤佳。

治卒啘不止方

飲新汲井水數升甚良。

又方：痛爪眉中夾間氣也。

又方：以物刺鼻中各一分來許，皁莢內鼻中，令嚏，差。

又方：但閉氣仰引之。

又方好豉二升煑取汁服之也

又方香蘇濃煑汁頓服一二升良

又方粢米三升爲粉井花水服之良

又方用枇杷葉一斤拭去毛炙水一斗煑取三升服

蘆根亦佳

治食後喜嘔吐者

燒鹿角灰二兩人參一兩擣末方寸匕日三服姚

同

治人忽惡心不已方

薤白半斤茱萸一兩豉半升米一合棗四枚枳實

二枚鹽如彈丸水三升煑取一升半分爲三服

又方但多爵葍蔻子及咬檳榔亦佳

治人胃反不受食食畢輙吐出方

大黄四兩甘草二兩水二升煑取一升半分爲再服之

治人食畢噫醋及醋心方

人參一兩茱萸半斤生薑六兩大棗十二枚水六升煑取二升分爲再服也

噦不止半夏洗乾末之服一匕則立止

又方乾薑六分附子四分炮檮苦酒丸如梧子服三

九日三效

附方

張仲景方治反胃嘔吐大半夏湯

半夏三升人參三兩白蜜一升以水一斗二升煎揚之一百二十遍煮取三升半溫服一升日再亦

治膈間痰飲

又方主嘔噦穀不得下眩悸半夏加茯苓湯半夏一升生薑半斤茯苓三兩切以水七升煎取一升半分溫服之

千金方治反胃食即吐

搗粟米作粉和水丸如梧子大七枚爛煑內醋中細吞之得下便已麪亦得用之

又方治乾嘔若手足厥冷宜食生薑此是嘔家聖藥

治心下痞堅不能食胷中嘔噦

生薑八兩細切以水三升煑取一升半夏五合洗去滑以水五升煑取一升二味合煑取一升半稍稍服之

又方主乾嘔

取羊乳一盃空心飲之

斗門方治翻胃

用附子一箇最大者坐於塼上四面著火漸逼碎入生薑自然汁中又依前火逼乾復淬之約生薑汁盡盡半兩許擣羅爲末用粟米飲下一錢不過三服差

經驗方治嘔逆反胃散

大附子一箇生薑一斤細剉煑研如麪糊米飲下之

又方治丈夫婦人吐逆連日不止粥食湯藥不能下者可以應用此候效摩丸

五靈脂不夾土石揀精好者不計多少擣羅爲末

研狗膽汁和爲丸如雞頭大每服一丸煎熟生薑
酒摩令極細更以少生薑酒化以湯湯藥令極熱
須是先做下粥溫熱得所左手與患人藥喫不得
嗽口右手急將粥與患人喫不令太多

又方碧霞丹治吐逆立效
北來黃丹四兩篩過用好米醋半昇同藥入銚內
煎令乾却用炭火三秤就銚內煅透紅冷取研細
爲末用粟米飯丸如桐子大煎酵湯下七丸不嚼
只一服

孫真人食忌治嘔吐

以白檳榔一顆煨橘皮一分炙爲末水一盞煎半

盞服

廣濟方治嘔逆不能食

訶梨勒皮二兩去核熬爲末蜜和丸如梧桐子大

空心服二十丸日二服

食醫心鏡主脾胃氣弱食不消化嘔逆反胃湯飲不

下

粟米半升杵細水和丸如梧子大煮令熟點少鹽

空心和汁吞下

金匱玉函方治五噎心膈氣滯煩悶吐逆不下食

蘆根五兩剉以水三大盞煮取二盞去滓不計時溫服

外臺秘要治反胃昔幼年經患此疾每服食餅及羹粥等須臾吐出貞觀許奉御兄弟及柴蔣等家時稱名醫奉勑令治罄竭各人所長竟不能療漸羸憊候絕朝夕忽有一衛士云

服驢小便極驗旦服二合後食唯吐一半晡時又服二合人定時食粥吐即便定迄至今日午時奏之大內中五六人患反胃同服一時俱差此藥稍有毒服時不可過多承取尿及熱服二合病深七

日以來服之良後來療人並差
又方治嘔
麻仁三兩杵熬以水研取汁著少鹽喫立效李諫
議用極妙
又方治久患咳噫連咳四五十聲者
取生薑汁半合蜜一匙頭煎令熟溫服如此三服
立效
又方治咳噫
生薑四兩爛搗入蘭香葉二兩椒末一錢匕鹽和
麪四兩裹作燒餅熟煨空心喫不過三兩度效

孫尚藥方治諸吃噫

橘皮二兩湯浸去瓤剉以水一升煎之五合通熱頓服更加枳殼一兩去瓤炒同煎之服效

梅師方主胃反朝食暮吐旋旋吐者

以甘蔗汁七升生薑汁一升二味相和分爲三服

又方治醋心

檳榔四兩橘皮二兩細搗爲散空心生蜜湯下方寸匕

兵部手集治醋心每醋氣上攻如釅醋

吴茱萸一合水三盞煎七分頓服縱濃亦須強服

近有人心如盐破服此方後二十年不發

治卒發黄疸諸黄病第三十一

治黄疸方

蕪菁子五升擣篩服方寸匕日三先後十日愈之

又方燒亂髮服一錢匕日三服秘方此治黄疸

又方擣生麥苗水和絞取汁服三升以小麥勝大麥一服六七合日三四此酒疸也

又方取藜蘆著灰中炮之令小變色擣下篩末服半錢匕當小吐不過數服此秘方也

又方取小豆秫米雞矢白各二分擣篩爲末分爲三

服黄汁當出此通治面目黄即差
疸病有五種謂黄疸穀疸酒疸女疸勞疸也黄汁者
身體四肢微腫胷滿不得汗汗出如黄檗汁由大汗
出卒入水所致方
猪脂一斤温令熱盡服之日三當下下則稍愈
又方梔子十五枚栝蔞子三枚苦參三分擣末以苦
酒漬雞子二枚令軟合黄白以和藥擣丸如梧子
大每服十丸日五六除熱不吐即下自消也
又方黄雌雞一隻治之剉生地黄三斤内腹中急縛
仰置銅器中蒸令極熟絞取汁再服之

又方生茅根一把細切以猪肉一斤合作羹盡啜食之

又方柞樹皮澆末服方寸七日三服

又方甘草一尺梔子十五枚黄蘗十五分水四升煑取一升半分爲再服此藥亦治温病發黄

又方茵陳六兩水一斗二升煑取六升去滓内大黄二兩梔子十四枚煑取三升分爲三服

又方麻黄一把酒五升煑取二升半可盡服汗出差

若變成疸者多死急治之方

土瓜根擣取汁頓服一升至三服須病汗當小便

去不爾更服之

穀疸者食畢頭旋心怫鬱不安而發黄由失飢大食胃氣衝熏所致治之方

茵陳四兩水一斗煑取六升去滓内大黄二兩梔子七枚煑取二升分三服溺去黄汁差

又方苦參三兩龍膽一合末牛膽丸如梧子以生麥汁服五丸日三服

酒疸者心懊痛足脛滿小便黄飲酒發赤斑黄黑由大醉當風入水所致治之方

黄耆二兩木蘭一兩末之酒服方寸匕日三服

又方大黄一兩枳實五枚梔子七枚豉六合水六升

煮取二升分爲三服

又方芫花椒目等分燒末服半錢日一兩徧女勞疸

者身目皆黄發熱惡寒小腹滿急小便難由大勞大

熱交接交接後入水所致治之方

消石礬石等分末以大麥粥飲服方寸匕日三令

小汗出小便當去黄汁也

又方亂髮如雞子大猪膏半斤煎令消盡分二服

附方

外臺祕要治黄疸

柳枝以水一斗煑取濃汁半斤服令盡

又方治陰黄汗染衣涕唾黄

取蔓菁子擣末平旦以井花水服一匙日再加至兩匙以知爲度每夜小便重浸少許帛子各書記日色漸退白則差不過服五升

圖經曰黄疸病及狐惑病並猪苓散主之

猪苓茯苓朮等分杵末每服方寸匕水調下

食療云主心急黄

以百合蒸過蜜和食之作粉尤佳紅花者名山丹不堪食

治黃疸

用秦艽一大兩細剉作兩貼子以上好酒一升每貼半升酒絞取汁去滓空腹分兩服或利便止就中好酒人易治凡黃有數種傷酒曰酒黃夜食誤食鼠糞亦作黃因勞發黃多痰涕目有赤脉日益憔悴或面赤惡心者是崔元亮用之及治人皆得方極效秦艽須用新羅文者

傷寒頻要瘵男子婦人黃疸病醫不愈耳目悉黃食飲不消胃中脹熱生黃衣在胃中有乾屎使病爾用煎猪脂一小升温熱頓服之日三燥屎下去乃

愈

又方治黃百藥不差

煑驢頭熟以薑虀噉之并隨多少飲汁

又方治黃疸身眼皆如金色

不可使婦人雞犬見取東引桃根切細如筯若釵股以下者一握以水一大升煎取一小升適溫空腹頓服後三五日其黃離離如薄雲散唯眼最後差百日方平復身黃散後可時時飲一盞清酒則眼中易散不飲則散遲忌食熱麪猪魚等肉此是徐之才家祕方

正元廣利方療黄心煩熱口乾皮肉皆黄
以秦艽十二分牛乳一大升同煮取七合去滓分
温再服差此方出於許入則

治卒患腰脇痛諸方第三十二

葛氏治卒腰痛諸方不得俛仰方
正立倚小竹度其人足下至臍斷竹及以度後當
脊中灸竹上頭處隨年壯畢藏竹勿令人得矣
又方鹿角長六寸燒擣末酒服之鹿茸尤佳
又方取鼈甲一枚炙擣篩服方寸匕食後日三服
又方桂八分牡丹四分附子二分擣末酒服一刀圭

日再服

治腎氣虛衰腰脊疼痛或當風卧濕爲冷所中不速治流入腿膝爲偏枯冷痺緩弱宜速治之方

獨活四分附子一枚大者炮杜仲茯苓桂心各八分牛膝秦艽防風芎藭芍藥各六分細辛五分乾地黄十分切水九升煑取三升空腹分三服如行八九里進一服忌如前頓服三劑

治諸腰痛或腎虛冷腰疼痛陰萎方

乾漆熬烟絶巴戟天去心杜仲牛膝各十二分桂心狗脊獨活各八分五加皮山茱萸乾薯蕷各十

分防風六分附子四分煉蜜丸如梧子大空腹酒

下二十九日再加減以知為度也大效

脇痛如打方

大豆半升熬令焦好酒一升煮之令沸熱飲取醉

又方芫花菊花等分躑躅花半斤布囊貯蒸令熱以

熨痛處冷復易之

又方去窮骨上一寸灸七壯其左右一寸又灸七壯

又積年久痛有時發動方

乾地黄十分甘草五分乾漆五分水五分桂一尺

搗篩酒服一匕日三服

又方六七月取地膚子陰乾末服方寸匕日五六服

治反腰有血痛方

擣杜仲三升許以苦酒和塗痛上乾復塗并灸足

腫白肉際三壯

治腎腰痛

生葛根嚼之咽其汁多多益佳

又方生地黄擣絞取汁三升煎取二升内蜜一升和

一升日三服不差則更服之

又方灸腰眼中七壯

腎腰者猶如反腰忽轉而惋之

治腰中常冷如帶錢方

甘草乾薑各二兩茯苓术各四兩水五升煑取三升分爲三服小品云温

治脇卒痛如打方

以繩横度兩乳中間屈繩從乳横度以趁痛脇下灸繩下屈處三十壯便愈此本在雜治中

隱居效方腰背痛方

杜仲一斤切酒二斗漬十日服三合

附方

千金方治腰脚疼痛

胡麻一升新者熬令香杵篩日服一小升計服一斗即永差酒飲蜜湯羹汁皆可服之佳

續千金方治腰膝疼痛傷敗

鹿茸不限多少塗酥炙紫色爲末溫酒調下一錢匕

經驗方治腰脚痛

威靈仙一斤洗乾好酒浸七日爲末麪糊丸桐子大以浸藥酒下二十丸

經驗後方治腰疼神妙

用破故紙爲末溫酒下三錢匕

又方治腎虛腰脚無力
生栗袋貯懸乾每日平明喫十餘顆次喫猪腎粥
又方治丈夫腰膝積冷痛或頑麻無力
菟絲子洗秤一兩牛膝一兩同浸於銀器内用酒
過一寸五日暴乾爲末將元浸酒再入少醇酒作
糊搜和丸如梧桐子大空心酒下二十丸
外臺祕要療腰痛
取黃狗皮炙裹腰痛處取煖徹爲度頻即差也徐
伯玉方同
斗門方治腰痛

用大黄半兩更入生薑半兩同切如小豆大於鐺内炒令黄色投水兩椀至五更初頓服天明取下腰間惡血物用盆器貯如雞肝樣即痛止

又方治腰重痛

用檳榔爲末酒下一錢

梅師方治卒腰痛暫轉不得

鹿角一枚長五寸酒二升燒鹿角令赤内酒中浸一宿飲之

崔元亮海上方治腰脚冷風氣

以大黄二大兩切如碁子和少酥炒令酥盡入藥

中切不得令黄焦則無力擣篩爲末每日空腹以
水大三合入生薑兩片如錢煎十餘沸去薑取大
黄末兩錢刈置攪子中以薑湯調之空腹頓服如
有餘薑湯徐徐呷之令盡當下冷膿多惡物等病
即差止古人用毒藥攻病必隨人之虚實而處置
非一切而用也姚僧垣初仕梁武帝因發熱欲服
大黄僧垣曰大黄乃是快藥至尊年高不可輕用
帝弗從幾至委頓元帝常有心腹疾諸醫咸謂宜
用平藥可漸宣通僧垣曰脉洪而實此有宿食非
用大黄無差理帝從而遂愈以此言之今醫用一

毒藥而攻衆病其偶中病便謂此方之神奇其差誤乃不言用藥之失如此者衆矣可不戒哉

修真方神仙方

菟絲子一斗酒一斗浸良久漉出暴乾又浸以酒盡爲度每服二錢温酒下日二服後喫三五匙水飯壓之至三七日加至三錢匕服之令人光澤三年老變爲少此藥治腰膝去風久服延年

治虚損羸瘦不堪勞動方第三十三

治人素有勞根苦作便發則身百節皮膚無處不疼痛或熱筋急方

取白柘東南行根一尺刮去上皮取中間皮以燒屑亦可細切搗之以酒服三方寸匕厚覆取汗日三服無酒以漿服之白柘是柘之無刺者也

治卒連時不得眠方

暮以新布火炙以熨目并蒸大豆更番囊貯枕枕冷復更易熱終夜常枕熱豆即立愈也

此二條本在雜治中並皆虛勞患此疾雖非乃飈急不即治亦漸瘵人後方勞救為力數倍今故略載諸法

凡男女因積勞虛損或大病後不復常若四體沉滯

骨肉疼痠吸吸少氣行動喘惙或小腹拘急腰背強痛心中虛悸咽乾脣燥面體少色或飲食無味陰陽癈弱悲憂慘慼多臥少起久者積年輕者纔百日漸至瘦削五藏氣竭則難可復振治之湯方

甘草二兩桂三兩芍藥四兩生薑五兩無者亦可用乾薑大棗二七枚以水九升煑取三升去滓內飴八兩分三服間日復作一劑後可將諸丸散耳黄耆加二兩人參二兩爲佳若患疾滿及溏泄可除飴耳姚同

又方烏雌雞一頭治如食法以生地黄一斤切飴糖

二升内䐐内急縛銅器貯甑中蒸五升米久須臾取出食肉飲汁勿啜鹽三月三度作之姚云神良

並止盜汗

又方甘草一兩白术四兩麥門冬四兩牡蠣二兩大棗二十枚膠三兩水八升煮取二升再服

又方黄耆枸杞根白皮生薑三兩甘草麥門冬桂各二兩生米三合水九升煮取三升分四服

又方羊腎一枚切术一升以水一斗煮取九升服一升日二三服一日盡冬月分二日服日可再服

又有建中腎瀝湯法諸丸方

乾地黃四兩茯苓薯蕷桂牡丹山茱萸各二兩附
子澤瀉一兩擣蜜丸如梧子服七丸日三加至十
丸此是張仲景八味腎氣丸方療虛勞不足大傷
飲水腰痛小腹急小便不利又云長服即去附子
加五味子治大風冷
又方苦參黃連菖蒲車前子忍冬枸杞子各一升擣
蜜丸如梧子大服十丸日三服
有腎氣大丸法諸散方
术一斤桂半斤乾地黃澤瀉茯苓各四兩擣篩飲
服方寸匕日三兩服佳

又方生地黃二斤麪一斤擣炒乾篩酒服方寸匕日三服

附方

枸杞子酒主補虛長肌肉益顏色肥健人能去勞熱用生枸杞子五升好酒二斗研搦勻碎浸七日漉去滓飲之初以三合為始後即任意飲之外臺祕要同

食療補虛勞治肺勞止渴去熱風用天門冬去皮心入蜜煑之食後服之若曝乾入蜜丸尤佳亦用洗面甚佳

又方雀卵白和天雄末菟絲子末爲丸空心酒下五丸主男子陰萎不起女子帶下便溺不利除疝瘕決癰腫續五藏氣

經驗方暖精氣益元陽

白龍骨遠志等分爲末煉蜜丸如梧桐子大空心臥時冷水下三十丸

又方除盜汗及陰汗

牡蠣爲末有汗處粉之

經驗後方治五勞七傷陽氣衰弱腰脚無力羊腎蓯容羹法

羊腎一對去脂膜細切肉蓯蓉一兩酒浸一宿刮

去皴皮細切相和作羮葱白鹽五味等如常法事

治空腹食之

又方治男子女人五勞七傷下元久冷烏髭鬢一切

風病四肢疼痛駐顏壯氣

補骨脂一斤酒浸一宿放乾却用烏油麻一升和

炒令麻子聲絶即播去只取補骨脂爲末醋煮麪

糊丸如梧桐子大早晨温酒鹽湯下二十丸

又方固陽丹

菟絲子二兩酒浸十日水淘焙乾爲末更入杜仲

一兩蜜炙擣用著蕷末酒煑爲糊丸如梧桐子大

空心用酒下五十丸

食醫心鏡益丈夫興陽理腿膝冷

淫羊藿一斤酒一斗浸經三日飲之佳

御藥院治腳膝風濕虛汗少力多疼痛及陰汗

燒礬作灰細研末一匙頭沸湯投之淋洗痛處

外臺祕要補虛勞益髓長肌悅顏色令人肥健

鹿角膠炙擣爲末以酒服方寸匕日三服

又治骨蒸

桃仁一百二十枚去皮雙人留尖杵和爲丸平旦

井花水頓服令盡服訖量性飲酒令醉仍須喫水
能多最精隅日又服一劑百日不得食肉
又骨蒸亦曰内蒸所以言内者必外寒内熱附骨也
其根在五藏六府之中或皮燥而無光蒸作之時
四肢漸細足趺腫者
石膏十分研如乳法和水服方寸匕日再以體涼
爲度
崔元亮海上方療骨蒸鬼氣
取童子小便五大斗澄過青蒿五斗八月九月採
帶子者最好細剉二物相和内好大釜中以猛火

煎取三大斗去滓淨洗釜令乾再瀉汁安釜中以
微火煎可二大斗即取豬膽十枚相和煎一大斗
半除火待冷以新甆器貯每欲服時取甘草二三
兩熟炙搗末以煎和搗一千杵爲丸空腹粥飲下
二十丸漸增至三十九丸止

治脾胃虛弱不能飲食方第三十四

治卒得食病似傷寒其人但欲臥七八日不治殺人
方
　按其脊兩邊有陷處正灸陷處兩頭各七壯即愈、
治食魚鱠及生肉住胸膈中不消化吐之又不出不

可留多使成癥方

朴消如半雞子一枚大黃一兩凡二物㕮咀以酒二升煑取一升去滓盡服之立消若無朴消者芒消代之甞可用

治食生冷雜物或寒時衣薄當風或夜食便卧不即消心腹煩痛脹急或連日不化方

燒地令極熱即敷薄薦莞席向卧覆取汗即立愈也

治食過飽煩悶但欲卧而腹脹方

熬麴令微香擣服方寸匕得大麥生麴益佳無麴

以糜亦得

此四條本在雜治中皆食飲脾胃家事令胃氣充實

則永無食患食宜先治其本故後疏諸法

腹中虛冷不能飲食食輙不消羸瘦致之四肢尫弱

百疾因此互生

生地黃十斤擣絞取汁和好麫三斤以日曝乾更

和汁盡止未食後服半合日三稍增至三合

又方麫半斤麥蘖五升豉五合杏仁二升皆熬令黃

香擣篩丸如彈服一枚後稍增之

又方大黃芍藥各半斤擣末之芒消半斤以蜜三斤

於銅器中湯上煎可丸如梧子大服七丸至十丸

又方麴一斤乾薑十兩茱萸一升鹽一彈合擣蜜和如彈丸日三服

又方朮二斤麴一斤熬令黄擣蜜丸如梧子大服三十丸日三若大冷可加乾薑三兩若患腹痛加當歸三兩羸弱加甘草二兩并長將息徐以麴朮法療產後心下停水仍須利之

治脾胃氣弱水穀不得下遂成不復受食方

大麻子三升大豆炒黄香合擣篩食前一二方寸七日四五服佳矣

治飽食便卧得穀勞病令人四肢煩重嘿嘿欲卧食畢輒甚方

大麥糵一升椒一兩並熬乾薑三兩擣末服方寸匕日三四服

附方

食醫心鏡治脾胃氣冷不能下食虛弱無力鶻突羮鯽魚半斤細切起作鱠沸豉汁熱投之著胡椒乾薑蒔蘿橘皮等末空腹食之

近世方主脾胃虛冷不下食積久羸弱成瘵者温州白乾薑一物漿水煑令透心潤濕取出焙乾

擣篩蜜丸如桐子一服三五十丸湯使任用其效如神

食療治胃氣虛風熱不能食

生薑汁半雞子殼生地黃汁少許蜜一匙頭和水三合頓服立差

經驗方治脾元氣發歇痛不可忍者

吴茱萸一兩桃仁一兩和炒令茱萸焦黑後去茱萸取桃仁去皮尖研細葱白三莖煨熟以酒浸温分二服

經驗後方治脾胃進食

茴香二兩生薑四兩同搗令勻淨器内濕紙蓋一宿次以銀石器中文武火炒令黄焦爲末酒丸如梧子大每服十丸至十五丸茶酒下

外臺祕要治久患氣脹

烏牛尿空心温服一升日一服氣散即止

治卒絶粮失食飢憊欲死方第三十五

粒食者生人之所資數日乏絶便能致命本草有不飢之文而醫方莫言斯術者當以其涉在仙奇之境非庸俗所能遵故也遂使荒饉之歲餓屍横路良可哀乎今略載其易爲者云若脱值奔竄在無人之鄉

及墮壁谿谷空井深塚之中四顧迴絶無可藉口者
便須飲水服氣其服法如左
閉口以舌料上下齒取津液而咽之一日得三百
六十咽便佳漸習乃可至千自然不飢三五日小
疲極過此便漸輕強復有食十二時六戊者諸法
恐危逼之地不能曉方面及時之早晚故不論此
若有水者卒無器便與左手貯祝曰丞掾吏之賜
真乏粮正赤黄行無過城下諸醫以自防畢三叩
齒右手指三叩左手如此三遍便飲之後復有盃
器貯水尤佳亦左手執右手以物扣之如法日服

三升便不復飢即差

若可得遊涉之地周行山澤間者

但取松柏葉細切水服二合日中二三升便佳又

掘取白茅根洗淨切服之此三物得行曝燥石上

擣碎服服者食方寸碎一日又有大豆者取含光

明市熟以朮服盡此則解十日赤小豆亦佳得熬

二豆黄末服一二升碎十日草中有朮天門冬麥

門冬黄精萎蕤貝母或生或熟皆可單食樹木上

自耳及檀榆白皮並可辟飢也

若遇荒年穀貴無以充粮應須藥濟命者

取稻米一斗淘汰之百蒸百曝擣日一飡以水得三十日都止則可終身不食日行三百里

又方粳米一斗酒三升漬之出曝之又漬酒盡止出稍食之渴飲之辟三十日足一斛二升辟周年

有守中丸藥法

其疏諸米豆者是人間易得易作且不乖穀氣使質力無減耳恐肉穢之身忽然專禦藥物或非所堪若可得頻營則自更按余所撰穀方中求也

附方

聖惠方絕穀昇仙不食法

取松實搗爲膏酒調下三錢日三則不飢渴飲水勿食他物百日身輕日行五百里

野人閒話云伏虎尊師煉松脂法

十斤松脂五度以水煑過令苦味盡取得後每一斤煉了松脂入四兩茯苓末每晨水下一刀圭即終年不食而復延齡身輕清爽

抱朴子云

漢成帝時獵者於終南山見一人無衣服身皆生黑毛跳坑越澗如飛乃密伺其所在合圍取得乃是一婦人問之言我是秦之宮人關東賊至秦王

出降驚走入山飢無所食洎欲餓死有一老公教
我喫松柏葉實初時苦澁後稍便喫遂不復飢冬
不寒夏不熱此女是秦人至成帝時三百餘載也

葛仙翁肘後備急方卷之四

肘後備急方 五

中醫古籍出版社
Publishing House of Ancient Chinese Medical Books

第三冊

卷五

治癰疽妬乳諸毒腫方

治腸癰肺癰方

治卒發丹火惡毒瘡方

治瘑癬疥漆瘡諸惡瘡方

治卒得癩皮毛變黑方

治卒得蟲鼠諸瘻方

治卒陰腫痛頹卵方

卷六

治目赤痛暗昧刺諸病方

治卒耳聾諸病方

治耳爲百蟲雜物所入方

治卒食噎不下方

治卒諸雜物鯁不下方

治卒誤吞諸物及患方

治面皰髮秃身臭心惛鄙醜方

葛仙翁肘後備急方卷之五

治癰疽妬乳諸毒腫方第三十六

隱居效方治羊疽瘡有蟲癢

附子八分藜蘆二分末傅之蟲自然出

葛氏療妳發諸癰疽發背及乳方

比灸其上百壯

又方熬粢粉令黑雞子白和之塗練上以貼癰小穿練上作小口泄毒氣燥易之神秘

又方釜底上擣以雞子中黃和塗之加少豉彌良

又方擣黃蘗末篩雞子白和厚塗之乾復易差

又方燒鹿角擣末以苦酒和塗之佳

又方於石上水磨鹿角取濁汁塗癰上乾復易隨手

消

又方末半夏雞子白和塗之水磨傅並良

又方神効水磨出小品

又方醋和茱萸若擣薑或小蒜傅之並良

一切惡毒腫

蔓菁根一大握無以龍葵根代之乳頭香一兩光

明者黄連一兩宣州者杏仁四十九枚去尖用柳

木取三四錢白色者各細剉擣三二百杵團作餅

子厚三四分可腫處大小貼之乾復易立散別貼

膏藥治瘡處佳

葛氏療癰發數十處方

取牛矢燒搗末以雞子白和塗之乾復易神効

又方用鹿角桂雞屎別搗燒合和雞子白和塗乾復

上

又癰已有膿當使壞方

取白雞兩翅羽肢各一枚燒服之即穿姚同

又方吞薏苡子一枚勿多

又方以苦酒和雀矢塗癰頭上如小豆

葛氏若已結癰使聚不更長方

小豆末塗若雞子白和尤佳即差

又方芫花末膠汁和貼上燥復易化爲水

若潰後膿血不止急痛

取生白楸葉十重貼上布帛寬縛之

乳腫

桂心甘草各二分烏頭一分炮擣爲末和苦酒塗

紙覆之膿化爲水則神効

葛氏婦女乳癰妒腫

削柳根皮熟擣火溫帛囊貯熨之冷更易大良

又方取研米槌煑令沸絮中覆乳以熨上當用二枚

互熨之數十迴止姚云神効

乳癰方

大黄𦶇草伏龍肝竈下黄土也生薑各二分先以

三物擣篩又合生薑擣以醋和塗乳痛則止極驗

劉涓子不用生薑用生薑四分分等余比見用鯽

魚立驗此方小品佳

姚氏乳癰

大黄鼠糞濕者黄連各一分二物為末鼠矢更擣

以黍米粥清和傅乳四邊痛即止愈無黍米用粳

米並得

又方牛馬矢傳並佳此並消去

小品妬方

黃芩白歛芍藥分等末篩漿服一錢七日五服若右乳結者將左乳汁服左乳結者將右乳汁服散消根姚同此方必愈

姚方搗生地黃傳之熱則易小豆亦佳

又云二三百衆療不差但堅紫色者

用前柳根皮法云熬令溫熨腫一宿愈

凡乳汁不得洩內結名妬乳乃急於癰

徐玉療乳中瘰癧起痛方

大黄黄連各三兩水五升煑取一升二合分三服

得下即愈

葛氏卒毒腫起急痛方

蕪菁根大者削去上皮熟擣苦酒和如泥煑三沸

急攪之出傅腫帛裹上日再三易用子亦良

又方燒牛矢末苦酒和傅上乾復易

又方水和石灰封上又苦酒磨升麻若青木香或紫

檀以磨傅上良

又方取水中萍子草熟擣以傅上

又已入腹者

麝香薰陸香青木香雞舌香各一兩以水四升煮

取二升分爲再服

若惡核腫結不肯散者

吳茱萸小蒜分等合擣傅之丹蒜亦得

又方擣鯽魚以傅之

若風腫多痒按之隨手起或隱㾍方

但令痛以手摩捋抑按日數度自消

又方以苦酒磨桂若獨活數傅之良

身體頭面忽有暴腫處如吹方

巴豆三十枚連皮碎水五升煮取三升去滓綿沾
以拭腫上趂手消勿近口
皮肉卒腫起狹長赤痛名牖
鹿角五兩白斂一兩牡蠣四兩附子一兩擣篩和
苦酒塗帛上燥復易
小品癰結腫堅如石或如大核色不變或作石癰不
消
鹿角八兩燒作灰白斂二兩麤理黃色磨石一斤
燒令赤三物擣作末以苦酒和泥厚塗癰上燥更
塗取消止內服連翹湯下之姚方云燒石令極赤

内五升苦酒中復燒又内苦酒中令減半止擣石
和藥先用所餘苦酒不足添上用
姚方若發腫至堅而有根者名曰石癰
當上灸百壯石子當碎出不出者可益壯癰疽瘤
石癰結筋瘰癧皆不可就針角針角者少有不及
禍者也
又癰未潰方
菵草末和雞子白塗紙令厚貼上燥復易得痛自
差
癰腫振焮不可棖方

大黃擣篩以苦酒和貼腫上燥易之不過三即差減
不復作膿自消除甚神驗也
癰腫未成膿
取牛耳垢封之即愈
若惡肉不盡者食肉藥食去以膏塗之則愈食肉方
取白炭灰荻灰等分煎令如膏此不宜預作十日
則歇并可與去黑子此大毒若用効驗本方用法
凡癰腫用
栝蔞根赤小豆皆當內苦酒中五宿出熬之畢擣
為散以苦酒和塗紙上貼腫驗

隱居効方消癰腫
白歛二分藜蘆一分爲末酒和如泥貼上日三大
良
疽瘡骨出
黄連牡蠣各二分爲末先塩酒洗後傅
葛氏忽得熛疽著手足肩累累如米豆刮汁出急療
之
熬蕪菁熟搗裹以展轉其上日夜勿止
若發疽於十指端及色赤黑甚難療宜按大方非單
方所及

若骨疽積年一捏一汁出不差

熬末膠粘勃瘡上乃破生鯉魚以搨之如炊頃刮

視有小蟲出更洗傅藥蟲盡則便止差

姚方云熛疽者肉中忽生一黤子如豆粟劇者如梅

李大或赤或黑或白或青其黶有核核有深根應心

小久四面悉腫皰黯黕紫黑色能爛壞筋骨毒入臟

腑煞人南方人名爲搨著毒

著厚肉處皆割之亦燒鐵令赤烙赤三上令焦如

炭亦灸黯炮上百壯爲佳早春酸摹葉薄其四面

防其長也飲葵根汁犀角汁升麻汁折其熱内外

療依丹毒法也

劉涓子療癰疽發壞出膿血生肉黃耆膏

黃耆芍藥大黃當歸芎藭獨活白芷薤白各一兩

生地黃三兩九物切猪膏二升半煎三上三下膏

成絞去滓傅充瘡中摩左右日三

又丹癰疽始發浸淫進長并少小丹擒方

升麻黃連大黃芎藭各二兩黃芩芒消各三兩當

歸甘草炙羚羊角各一兩九物㕮咀水一斗三升

煑取五升去滓還內鐺中芒消上杖攪令成膏適

冷熱貼帛搨腫上數度便隨手消散王練甘林所

秘方慎不可近陰

又熛瘡浸淫多汁日就浸大胡粉散

胡粉熬甘草炙藺茹黄連各二分四物擣散餙以

粉瘡日三極驗

諸疽瘡膏方

蠟亂髮礬石松脂各一兩猪膏四兩五物先下髮

髮消下礬石礬石消下松脂松脂消下蠟蠟消下

猪膏塗瘡上

赤龍皮湯洗諸敗爛瘡方

槲樹皮切三升以水一斗煑取五升春夏冷用秋

冬溫用洗乳瘡及諸敗瘡洗了則傅膏

發背上初欲疥便服此大黃湯

大黃甘草炙黃芩各二兩升麻二兩梔子一百枚

五物以水九升煑取三升半服得快下數行便止

不下則更服

療發背及婦人發乳及腸癰木占斯散

木占斯厚朴炙甘草炙細辛栝樓防風乾薑人參

桔梗敗醬各一兩十物擣為散酒服方寸匕晝七

夜四以多為善病在上常吐在下膿血此謂腸癰

之屬其癰腫即不痛長服終諸疽痔若瘡已潰便

早愈發背無有不療不覺腫去時長服去敗醬多
療婦人發乳諸産癥瘕益良並劉涓子方
劉涓子療癰消膿木占斯散方
木占斯　桂心　人參　細辛　敗醬　乾薑　厚朴炙　甘草炙
防風　桔梗各一兩
十物為散，服方寸匕，入咽覺流入瘡中。若癰疽灸不發壞者，可服之。瘡未壞去敗醬。此藥或時有癰令成水者。
癰腫療瘰癧核不消白蘞薄方
白蘞　黃連　大黃　黃芩　㕲草　赤石脂　吳茱萸　芍藥各四分
八物搗篩，以雞子白和如泥，塗故帛上薄之

開小口乾即易之差

發背欲死者

取冬瓜截去頭合瘡上瓜當爛截去更合之瓜未盡瘡已斂小矣即用膏養之

又方伏龍肝末之以酒調厚傅其瘡口乾即易不日平復

又方取梧桐子葉鏊上煿成灰絹羅蜜調傅之乾即易之

癰腫雜効方療熱腫

以家芥子并柏葉擣傅之無不愈大驗得山芥更

妙又搗小芥子末醋和作餅子貼腫及瘰癧數看
消即止恐損肉此瘰馬附骨良
又方燒人糞作灰頭醋和如泥塗腫處乾數易大驗
又方取黃色雄黃雌黃色石燒熱令赤以大醋沃之
更燒醋沃其石即軟如泥刮取塗腫若乾醋和此
大祕要耳
灸腫令消法
取獨顆蒜橫截厚一分安腫頭上炷如梧桐子大
灸蒜上百壯不覺消數數灸唯多為善勿令大熱
但覺痛即擎起蒜蒜燋更換用新者不用灸損皮

肉如有體乾不須灸余嘗小腹下患大腫灸即差

每用之則可大効也

又方生參　　頭上核又磁石末和醋傅之

又方甘草　　塗此蕉子不中食

又方雞腸草傅

又方白蘞末傅並良

又熱癰癤

𣂏膠數塗一日十數度即差療小兒癤子尤良每

用神効

一切毒腫疼痛不可忍者

搜麪團腫頭如錢大滿中安椒以麪餅子蓋頭上

灸令徹痛即立止

又方搗萆麻人傅之立差

手脚心風毒腫

生椒末鹽末等分以醋和傅立差

癰疽生臭惡肉者

以白蕳茹散傅之看肉盡便停但傅諸膏藥若不

生肉傅黄耆散蕳茹黄耆止一切惡肉仍不盡者

可以七頭赤皮蕳茹為散用半錢七和白蕳茹散

三錢七以傅之此姚方差

惡脉病身中忽有赤絡脉起如蚓狀

此由春冬惡風入絡脉之中其血瘀所作宜服之五香連翹鑱去血傅丹參膏積日乃差余度山嶺即患常服五香湯傅小豆得消以下並姚方

惡核病者肉中忽有核如梅李小者如豆粒皮中慘痛左右走身中壯熱瘵惡寒是也此病卒然如起有毒入腹殺人南方多有此患

宜服五香連翹湯以小豆傅之立消若餘核亦得傅丹參膏

惡肉病者身中忽有肉如赤小豆粒突出便長如牛

馬乳亦如雞冠狀亦宜服漏蘆湯外可以燒鐵烙之

日三烙令稍燋

以升麻膏傅之

氣痛之病身中忽有一處如打撲之狀不可堪耐而

左右走身中發作有時痛靜時便覺其處冷如霜雪

所加

此皆由冬溫至春暴寒傷之宜先服五香連翹數

劑又以白酒煑楊柳皮煖熨之有赤點點處宜鑱

去血也

五香連翹湯療惡肉惡脉惡核瘰癧風結腫氣痛

木香沉香雞舌香各二兩麝香半兩薰陸一兩夜
干紫葛升麻獨活寄生甘草炙連翹各二兩大黃
三兩淡竹瀝三升十三物以水九升煮減半內竹
瀝取三升分三服大良

漏蘆湯療癰疽丹疹毒腫惡肉

漏蘆白歛黃芩白薇枳實炙升麻甘草炙芍藥麻
黃去節各二兩大黃三兩十物以水一斗煮取三
升若無藥用大黃下之佳其丹毒須針鑱去血

丹參膏療惡肉惡核瘰癧風結諸脉腫

丹參蒴藋各二兩秦膠獨活烏頭白及牛膝菊花

防風各一兩茵草葉躑躅花蜀椒各半兩十二物切以苦酒二升漬之一宿猪膏四斤俱煎之令酒竭勿過燋去滓以塗諸疾上日五度塗故布上貼之此膏亦可服得大行即須少少服小品同

升麻膏療丹毒腫熱瘡

升麻白歛漏蘆芒消各二兩黄芩枳實連翹蛇啣各三兩梔子二十枚蒴藋根四兩十物切舂令細納器中以水三升漬半日以猪脂五升煎令水竭去滓傅之日五度若急合即水煎極驗方

葛氏療卒毒腫起急痛

柳白皮酒煑令熱熨上痛止

附方

勝金方治發腦發背及癰疽熱癤惡瘡等

臘月兎頭細剉入瓶內密封惟久愈佳塗帛上厚封之熱痛傅之如冰頻換差

千金方治發背癰腫已潰未潰方

香豉三升少與水和熟擣成泥可腫處作餅子厚三分已上有孔勿覆孔上布豉餅以艾烈其上灸之使温温而熱勿令破肉如熱痛即急易之患當減快得分穩一日二度灸之如先有瘡孔中汁出

即差

外臺秘要療惡寒嗇嗇似欲發背或已生瘡腫癮疹

起方

消石三兩以暖水一升和令消待冷取故青布摺

三重可似赤處方圓濕布搨之熱即換頻易立差

集驗方治發背

以蝸牛一百箇活者以一升淨瓶入蝸牛用新汲

水一盞浸瓶中封繫自晚至明取出蝸牛放之其

水如涎將真蛤粉不以多少旋調傅以雞翎掃之

瘡上日可十餘度其熱痛止瘡便愈

崔元亮海上方治發背祕法李北海云此方神授極奇祕
以甘草三大兩生擣別篩末大麥麪九兩於大盤中相和攪令勻取上等好酥少許別捻入藥令勻百沸水搜如餅子劑方圓大於瘡一分熱傅腫上以油片及故紙隔令通風冷則換之已成膿水自出未成腫便内消當患腫著藥時常須喫黄耆粥甚妙
又一法甘草一大兩微炙擣碎水一大升浸之器上横一小刀子置露中經宿平明以物攪令沫出吹

沫服之但是瘡腫發背皆可服甚効

梅師方治諸癰疽發背或發乳房初起微赤不急治之即死速

消方

擣苧根傅之數易

聖惠方治附骨疽及魚眼瘡

用狗頭骨燒烟薰之

張文仲方治石癰堅如石不作膿者

生章陸根搗擦之燥即易取軟爲度

千金秘録治癰疽痔瘻瘡及小兒丹

水煑棘根汁洗之

又方末蠐螬傅之

小品方治疽初作

以赤小豆末醋和傅之亦消

博濟方治一切癰腫未破疼痛令內消

以生地黃杵如泥隨腫大小攤於布上糝木香末

於中又再攤地黃一重貼於腫上不過三五度

日華子云消腫毒

水調決明子末塗

食療治癰腫

括樓根苦酒中熬燥擣篩之苦酒和塗紙上攤貼

服金石人宜用

楊文蔚方治癰未潰

括樓根赤小豆等分爲末醋調塗

千金方治諸惡腫失治有膿

燒棘針作灰水服之經宿頭出

又方治癰瘡中冷瘡口不合

用鼠皮一枚燒爲灰細研封瘡口上

孫眞人云主癰發數處

取牛糞燒作灰以雞子白和傅之乾即易

孫眞人食忌主一切熱毒腫

章陸根和塩少許傅之日再易

集驗方治腫

柳枝如脚指大長三尺二十枚水煑令極熱以故

布裹腫處取湯熱洗之即差

又方治癰一切腫未成膿拔毒

牡蠣白者爲細末水調塗乾更塗

又方治毒熱足腫疼欲脫

酒煑苦參以漬之

外臺祕要治癰腫

伏龍肝以蒜和作泥塗用布上貼之如乾則再易

又方凡腫已潰未潰者

以白膠一片水漬令軟納納然腫之大小貼當頭

上開孔若已潰還合者膿當被膠急撮之膿皆出

盡未有膿者腫當自消矣

又方燒鯉魚作灰酢和塗之一切腫上以差爲度

又療熱毒病攻手足腫疼痛欲脫方

取蒼耳汁以漬之

又方水煮馬糞汁以漬之

肘後方治毒攻手足腫疼痛欲斷

猪蹄一具合葱煮去滓内少許塩以漬之

經驗後方治一切癰腫無頭

以葵菜子一粒新汲水吞下須臾即破如要兩處破服兩粒要破處逐粒加之驗

又方治諸癰不消已成膿懼針不得破令速決

取白雞翅下第一毛兩邊各一莖燒灰研水調服之

又梅師方取雀屎塗頭上即易破雄雀屎佳堅者為雄

謹按雄黄治瘡瘍尚矣

周禮瘍醫凡療瘍以五毒攻之鄭康成注云今醫方有五毒之藥作之合黃堥置石膽丹砂雄黃礜石磁石其中燒之三日三夜其煙上著以雞羽掃取之以注創惡肉破骨則盡出故翰林學士楊億嘗筆記直史館楊嵎年少時有瘍生於頰連齒輔車外腫若覆甌內潰出膿血不輟吐之痛楚難忍療之百方彌年不差人語之依鄭法合燒藥成注之創中少頃朽骨連兩牙潰出遂愈後更安寧信古方攻病之速也黃堥若今市中所貨有蓋瓦合也近世合丹藥猶用黃瓦甂亦名黃堥事出於古

也蓩音武

梅師方治產後不自乳兒畜積乳汁結作癰取蒲公草擣傅腫上日三四度易之俗呼為蒲公英語訛為僕公罌是也水煮汁服亦得

又方治妒乳乳癰

取丁香擣末水調方寸匕服

又方治乳頭裂破

擣丁香末傅之

千金方治妒乳

梁上塵醋和塗之亦治陰腫

靈苑方治乳癰癰初發腫痛結硬欲破膿令一服差
以北來真樺皮無灰酒服方寸匕就之卧及覺已
差
聖惠方主婦人乳癰不消
右用白麪半斤炒令黄色用醋煑為糊塗於乳上
即消
產寶治乳及癰腫
雞屎末服方寸匕須臾三服愈梅師方亦治乳頭
破裂方同
簡要濟衆治婦人乳癰汁不出内結成膿腫名妬乳

方

露蜂房燒灰研每服二錢水一中盞煎至六分去滓溫服

又方治吹妳獨勝散

白丁香半兩搗羅爲散每服一錢七溫酒調下無時服

子母祕錄療吹妳惡寒壯熱

猪肪脂以冷水浸搨之熱即易立效

楊炎南行方治吹妳疼痛不可忍

用穿山甲炙黄木通各一兩自然銅半兩生用三

味擣羅爲散每服二錢溫酒調下不計時候

食醫心鏡云治吹妳不痒不痛腫硬如石

以青橘皮二兩湯浸去穰焙爲末非時溫酒下二

錢匕

治腸癰肺癰方第三十七

葛氏大人小兒卒得惡瘡不可名識者

燒竹葉和雞子中黃塗差

又方取蛇床子合黃連二兩末粉瘡上燥者猪脂和

塗差

又方燒蛇皮末以猪膏和塗之

又方煑柳葉若皮洗之亦可内少鹽此又療面上瘡

又方臘月猪膏一升亂髮如雞子大生鯽魚一頭令

煎令消盡又内雄黄苦參末二兩大附子一枚末

絞令凝以傅諸瘡無不差胡洽療瘑疽疥大効

瘡中突出惡肉者

末烏梅屑傅之又末硫黄傅上燥者唾和塗之

惡瘡連痂痒痛

搗扁豆封痂落即差近方

小品療瘑癬疥惡瘡方

水銀礬石蛇床子黄連各二兩四物搗篩以臘月

猪膏七合并下水銀攪萬度不見水銀膏成傅瘡

并小兒頭瘡良龔慶宣加蕳茹一兩療諸瘡神驗

無比

姚療瘑疥

雄黄一兩黄連二兩松脂二兩髮灰如彈丸四物

鎔猪膏與松脂合熱擣以薄瘡上則大良

又療悪瘡粉方

水銀黄連胡粉熬令黄各二兩下篩粉瘡瘡無汁

者唾和之

小兒身中悪瘡

取笋汁自澡洗以笋殼作散傅之効

人體生惡瘡似火自爛

胡粉熬黑黃檗黃連分等下篩粉之也

卒得惡瘡

蒼耳桃皮作屑内瘡中佳

頭中惡瘡

胡粉水銀白松脂各二兩臘月豬膏四兩合松脂煎以水銀胡粉合研以塗上日再胡洽云療小兒頭面瘡又一方加黃連二兩亦療得秃瘡

惡瘡雄黃膏方

雄黃雌黃並末水銀各一兩松脂二兩豬脂半斤
亂髮如雞子大以上合煎去滓內水銀傅瘡日再
効方惡瘡食肉雄黃散
雄黃六分䕡茹礬石各二分末瘡中日二
療瘡方最去面上粉刺方
黃連八分糯米赤小豆各五分吴茱萸一分胡粉
水銀各六分擣黃連等下篩先於掌中研水銀使
極細和藥使相入以生麻油總稀稠得所洗瘡拭
乾傅之但是瘡即療神驗不傳
甘家松脂膏療熱瘡尤㗖膿不痂無瘢方

松脂白膠香薰陸香各一兩當歸蠟各一兩半甘草一兩並切猪脂羊腎脂各半合許生地黄汁亦半合以松脂等末内脂膏地黄汁中微火煎令黄下蠟絞去滓塗布貼瘡極有驗甘家秘不能傳此

是半劑

地黄膏療一切瘡已潰者及炙貼之無痂生肉去膿

神秘方

地黄汁一升松脂二兩薰陸香一兩羊腎脂及牛酥各如雞子大先於地黄汁煎松脂及香令消即内羊脂酥并更用蠟半雞子大一時相和緩火煎

水盡膏成去滓塗帛貼瘡日一二易加故緋一片
亂髪一雞子許大瘵年深者十餘日即差生肉祕
法
婦人頰上瘡差後每年又發甘家祕方塗之永差
黄礬石二兩烧令汁盡胡粉一兩水銀一兩半搗
篩礬石胡粉更篩先以片許猪脂於甆器肉熟研
水銀令消盡更加猪脂并礬石胡粉和使粘稠洗
面瘡以塗上又別熬胡粉令黄塗膏訖則薄此粉
數日即差甘家用大驗
瘵瘑瘡但是腰脚已下名爲瘑此皆有蟲食之蟲死

即差此方立驗

醋泔澱一椀大麻子一盞白沙鹽末各一抄和掩

以傅瘡乾更傅先溫泔淨洗拭乾傅一二度即差

孔如針穴皆蟲食大驗

効方惡瘡三十年不愈者

大黄黄芩黄連各一兩爲散洗瘡淨以粉之日三

無不差又黄蘗分等亦佳

葛氏療白秃方

殺猪即取肚破去屎及熱以反搨頭上須臾蟲出

著肚若不盡更作取令無蟲即休

又方末藜蘆以臘月猪膏和塗之五月漏蘆草燒作
灰膏和使塗之皆先用鹽湯洗乃傅
又方羊蹄草根獨根者勿見風日及婦女雞犬以三
年醋研和如泥生布拭瘡令赤以傅之
姚方以羊肉如作脯法炙令香及熱以搨上不過三
四日差
又方先以皁莢湯熱洗拭乾以少油麻塗再三即差
附方
千金方治遍身風痒生瘡疥
以蒺藜子苗煑湯洗之立差千金翼方同

又方茵蔯蒿不計多少煑濃汁洗之立差

千金翼方瘡癬初生或始痛痒

以薑黄傅之𡯋

又方嚼鹽塗之𡯋

又方漏瘤瘡濕癬痒浸淫日瘙痒不可忍搔之黄水

出差後復發

取羊蹄根去土細切擣以大醋和淨洗傅上一時

間以冷水洗之日一傅差若爲末傅之𡯋

外臺祕要治癬瘡方

取蟾蜍燒灰末以猪脂和傅之

又方治乾癬積年生痂搔之黃水出每逢陰雨即痒

用斑猫半兩微炒為末蜜調傅之

又治疥方

搗羊蹄根和豬脂塗上或著鹽少許佳

斗門方治疥癬

用藜蘆細搗為末以生油調傅之

王氏博濟治疥癬滿身作瘡不可治者

何首烏艾等分以水煎令濃於盆內洗之甚能解

痛生肌肉

簡要濟衆治癬瘡久不差

羊蹄根搗絞取汁用調膩粉少許如膏塗傅癬上

三五遍即差如乾即猪脂調和傅之

鬼遺方治疥癬

松膠香研細約酌入少輕粉衮令勻凡疥癬上先

用油塗了傺末一日便乾頑者三兩度

聖惠方治癬濕痒

用楮葉半斤細切搗爛傅癬上

楊氏産乳療瘡疥

燒竹葉爲末以雞子白和之塗上不過三四次立

差

十全方治疥瘡

巴豆十粒火炮過黄色去皮膜右順手研如麪入酥少許膩粉少許同研勻瓜破以竹篦子點藥不得落眼裏及外腎上如熏炙著外腎以黄丹塗甚妙

經驗方治五般瘡癬

以韭根炒存性旋擣末以猪脂油調傅之三度差

千金方療漆瘡

用湯漬芒硝令濃塗之乾即易之

譚氏治漆瘡

漢椒湯洗之即愈

千金翼治漆瘡

羊乳傅之

集驗方治漆瘡

取蓮葉乾者一斤水一斗煑取五升洗瘡上日再

差

斗門方治漆咬

用韭葉研傅之食醫心鏡同

千金方主大人小兒風瘙癮㾓心迷悶方

巴豆二兩搥破以水七升煑取三升以帛染拭之

外臺祕要塗風瘮
取枳實以醋漬令濕火炙令熱適寒溫用熨上即
消
斗門方治癮瘮
楝皮濃煎浴之
梅師方治一切瘮
以水煮枳殼爲煎塗之乾即又塗之
又方以水煮芒硝塗之
又治風癮瘮方
以水煮蜂房取二升入芒硝傅上日五度即差

聖惠方治風瘙癮𤺋遍身痒成瘡

用蠶沙一升水二斗煑取一斗二升去滓溫熱得

所以洗之宜避風

千金翼療丹癮𤺋方

酪和鹽熱煑以摩之手下消

又主大人小兒風𤺋

茱萸一升酒五升煑取一升帛染拭之

初虞世治皮膚風熱遍身生癮𤺋

牛蒡子浮萍等分以薄荷湯調下二錢日二服

經驗後方治肺毒瘡如大風疾綠雲散

以桑葉好者淨洗過熟蒸一宿後日乾爲末水調
二錢七服
肘後方治卒得浸淫瘡轉有汁多起心早治之續身
周帀則殺人
以雞冠血傅之差
又方療大人小兒卒得月蝕方
於月望夕取兎屎及内蝦蟇腹中合燒爲灰末以
傅瘡上差
集驗方療月蝕瘡
虎頭骨二兩搗碎同猪脂一升熬成膏黄取塗瘡

上

聖惠方治反花瘡

用馬齒莧一斤燒作灰細研猪脂調傅之

又方治諸瘡胬肉如蚰出數寸

用硫黄一兩細研胬肉上薄塗之即便縮

鬼遺方治一切瘡肉出

以烏梅燒爲灰研末傅上惡肉立盡極妙

簡要濟衆方傅瘡藥

黄藥子四兩爲末以冷水調傅瘡上乾即旋傅之

兵部手集治服丹石人有熱瘡疼不可忍方用紙環

閒腫處中心塡硝石令滿匙抄水淋之覺其不熱疼即止

治頭瘡及諸熱瘡

先用醋少許和水淨洗去痂再用溫水洗㬥乾百草霜細研入膩粉少許生油調塗立愈

治惡瘡

唐人記其事云江左甞有商人左膊上有瘡如人面亦無它苦商人戲滴酒口中其面亦赤色以物食之亦能食食多則覺膊內肉脹起或不食之則一臂痺有善醫者教其歷試諸藥金石草木之類

悉試之無若至貝母其瘡乃聚眉閉口商人喜曰此藥可治也因以小筆筒毀其口灌之數日成痂遂愈然不知何疾也謹按本經主金瘡此豈金瘡之類歟

治卒得癩皮毛變黑方第四十

癩病方

初覺皮膚不仁或淫淫苦痒如蟲行或眼前見物如垂絲或癮瘮赤黑此即急療蠻夷酒佳善

療白癩

苦參五斤酒三斗漬飲勿絕并取皮根末服効驗

又方艾千莖濃煑以汁漬麴作酒常飲使醺醺姚同

姚方大蝮蛇一枚切勿令傷以酒漬之大者一斗小

者五升以糠火溫令　取蛇一寸許以臘月猪

膏和傅瘡差

亦療鼠瘻諸惡瘡

苦參二斤露蜂房二兩麴二斤水三斗漬藥二宿

去滓黍米二升釀熟稍飲日三一方加蝟皮更佳

附方

聖惠方治大風癩疾骨肉疽敗百節疼酸眉鬢墮落

身體習習痒痛

以馬先蒿細剉炒爲末每空心及晚食前溫酒調

下二錢匕

又方治大風疾令眉鬢再生

用側栢葉九蒸九曝擣羅爲末煉蜜和丸如梧桐

子大日三服夜一服熟水下五丸十丸百日即生

又方治大風頭面髭髮脫落

以桑柴灰熱湯淋取汁洗面以大豆水研取漿解

澤灰味彌佳次用熟水入菉豆　取淨不過

十度良三日一沐頭一日一洗面

又方治白癩

用馬鞭草不限多少爲末每服食前用荆芥薄荷
湯調下一錢七

食療治癩

可取白蜜一斤生薑二斤搗取汁先稱銅鐺令知
斤兩即下蜜於鐺中消之又稱知斤兩下薑汁於
蜜中微火煎令薑汁盡稱蜜斤兩在即休藥已成
矣患三十年癩者平旦服棗許大一丸一日三服
酒飲任下忌生冷醋滑臭物功用甚多活人衆矣
不能一一具之

外臺祕要治惡風疾

松脂煉投冷水中二十次蜜丸服二兩飢即服之日三鼻柱斷離者三百日差斷鹽及房室

抱朴子云

趙瞿病癩歷年醫不差家乃齎粮棄送於山穴中瞿自怨不幸悲歎涕泣經月有仙人經穴見之哀之具問其詳瞿知其異人也叩頭自陳乞命於是仙人取囊中藥賜之教其服百餘日瘡愈顏色悅肌膚潤仙人再過視之瞿謝活命之恩乞遺其方仙人曰此是松脂彼中極多汝可煉服之長服身轉輕力百倍登危涉險終日不困年百歲齒不墮

髮不白夜卧常見有光大如鏡

感應神仙傳云崔言者職隸左親騎軍一旦得疾雙眼昏咫尺不辨人物眉髮自落鼻梁崩倒肌膚有瘡如癬皆謂惡疾勢不可救因爲洋州駱谷子歸寨使遇一道流自谷中出不言名姓授其方曰

皁角刺一二斤爲灰蒸久曬研爲末食上濃煎大黄湯調一錢匕服一旬鬢髮再生肌膚悦潤愈眼目倍常明得此方後却入山不知所之

朝野僉載云

商州有人患大風家人惡之山中爲起茅屋有烏

蛇墜酒罌中病人不知飲酒漸差罌底尚有蛇骨方知其由也用道謹按李肇國史補云李舟之弟患風或說蛇酒治風乃求黒蛇生置甕中醞以麴蘖數日蛇聲不絶及熟香氣酷烈引滿而飲之斯須悉化爲水唯毛髪存焉僉載之説恐不可輕用

治卒得蟲鼠諸瘻方第四十一　後有瘰癧

姚云凡有腫皆有相主患者宜檢本方多發頭兩邊累累有核

姚方鼠瘻腫核痛未成膿方

以栢葉傅著腫上熬鹽著葉上熨令熱氣下即消

葛氏卒得鼠瘻有𤻲瀝未發瘡而速熱者速療方
搗烏雞足若車前草傅之
若已有核膿血出者
以熱牛屎塗之日三
又方取白鮮皮煑服一升當吐鼠子
又方取猫狸一物料理作羮如食法空心進之鼠子
死出又當生吞其功彌効
又方取鼠中者一枚亂髪如雞子大以三歳臘月猪
脂煎之令鼠骨肉及髪消盡半塗之半酒服鼠從
瘡中出姚云祕不傳之法

劉涓子鼠瘻方

以龜殼甘草炙桂心雄黄乾薑貍骨炙六物分等擣下蜜和内瘡中無不差先炙作瘡後與藥良

又方柞木皮五升以酒一斗合煎熟出皮煎汁令得二升服之盡有宿肉出愈

又瘻瘡坐肉膏

楝樹白皮鼠肉當歸各二兩薤白三兩生地黄五兩臘月猪脂三升煎膏成傅之孔上令生肉

葛氏若瘡多而孔小是蟻瘻方

燒鱣鯉甲猪膏和傅

又方烧蜘蛛二七枚傅良

又瘻方

煎桃葉枝作煎淨洗瘡了内孔中大驗方

蔄氏若著口裹

東行楝根細剉水煮取清汁含之數吐勿嚥

肉瘻方

槐白皮擣丸綿裹内下部中傅効

鼠瘻方

石南生地黄雌黄茯苓黄連各二兩爲散傅瘡上

日再

又方礬石三分燒斑猫一分炙去頭足擣下用醋和服半七須臾瘻蟲從小便中出删繁方

附方

肘後方治風瘻

露蜂房一枚炙令黄赤色爲末每用一錢臘月猪脂匀調傅瘡上

千金方治鼠瘻

以雞子一枚米下熬半日取出黄熬令黑先拭瘡上汁令乾以藥内瘡孔中三度即差

千金翼治蟻瘻

取鯪鯉甲二七枚末猪膏和傅之

聖惠方治螻蛄瘻

用槲葉燒灰細研以泔别浸槲葉取洗瘡拭之内

少許灰於瘡中

又方治一切瘻

煉成松脂末塡瘡孔令滿日三四度用之

治卒陰腫痛頽卵方第四十二

葛氏男子陰卒腫痛方

灸足大指第二節下横文理正中央五壯佳姚云

足大指本三壯

又方桃核中仁熬末酒服如彈丸姚云不過三
又方竈中黄土末以雞子黄和傅之蛇床子末和雞
子黄傅之亦良
又方擣蕪菁根若馬鞭草傅並良姚同
又方雞翮六枚燒并蛇床子末分等合服少隨卵左
右傅卵佳姚方無蛇床子
小兒陰疝發時腫痛
依仙翁前灸法隨左右灸差
隨痛如刺方
但服生夜干汁取下亦可服丸藥下之云作走馬

湯亦在尸注中有

陰丸卒縮入腹急痛欲死名陰疝

狼毒四兩防風二兩附子三兩燒蜜丸服三丸如

桐子大日夜三度

陰莖中卒痛不可忍

雄黄礬石各二兩甘草一尺水五升煮取二升漬

姚云療大如斗者

葛氏男子陰瘡損爛

煮黄檗洗之又白蜜塗之

又方黄連黄檗分等末之煮取肥猪肉汁漬瘡訖粉

之姚方蜜煎甘草末塗之比者見有陰頭腫項下
瘡欲斷者猪肉汁漬依姚方即神効
陰蝕欲盡者
蝦蟇兔矢分等末以敷瘡上
陰痒汁出
嚼生大豆黄塗之亦療尿灰瘡
姚療陰痒生瘡
嚼胡麻塗之
葛療陰囊下濕痒皮剥
烏梅十四枚錢四十文三指撮鹽苦酒一升於銅

器內總清九日日洗之又煮槐皮若黃蘗汁及香
葉汁並良
療人陰生瘡膿出臼方
高昌白礬一小兩擣細麻人等分研煉猪脂一合
於甆器中和攪如膏然後取槐白皮切作湯以洗
瘡上拭令乾即取膏塗上然後以楸葉帖上不過
三
又陰瘡有二種
一者作臼膿出曰陰蝕瘡二者但亦作瘡名爲熱
瘡若是熱即取黃蘗一兩黃芩一兩切作湯洗之

仍取黄連黄蘗作末傅之

女子陰瘡

末硫黄傅上䂓同又燒杏仁搗塗之

又方末雄黄礬石各二分麝香半分搗傅䂓同

若陰中痛

礬石二分熬大黄一分甘草半分末綿裹如棗以

導之取差

若有息肉突出

以苦酒三升漬烏喙五枚三日以洗之日夜三四

度

若苦痒搔之痛悶
取猪肝炙熱内陰中當有蟲着肝
小兒禿方
取白頭翁根搗傅一宿或作瘡二十日愈
灸頹
但灸其上又灸莖上又灸白小腹脉上及灸脚大
指三中灸一壯又灸小指頭隨頹左右著灸
姚氏方
楊柳枝如足大指大長三尺二十枚水煑令極熱
以故紙及氊掩腫處取熱柳枝更取拄之如此取

得差止

又卵㿗

熟擣桃仁傅之亦療婦人陰腫𤺋即易之

小品牡丹散療㿗偏大氣脹方

牡丹防風桂心豉熬鐵精分等合擣下服方寸匕

小兒一刀圭二十日愈大良嬰兒以乳汁和如大

豆與之

不用藥法療㿗必差方

令病人自把糯米餅子一枚并皁莢刺一百箇就

百姓間坐社處先將皁莢刺分合社人社官三老

已下各付一針即出餅子示人從頭至尾皆言從

社官已下乞針捶社人問云捶何物病人云捶人

魁罔叵總遍訖針捶擣盡即時餅却到家以掌於

一處餅乾頹不覺自散未差極神効

附方

千金方有人陰冷漸漸冷氣入陰囊腫滿恐死日夜

疼悶不得眠

取生椒擇之令淨以布帛裹著丸囊令厚半寸須

臾熱氣大通日再易之取消差

又外臺祕要方

煑大薊根汁服之立差

梅師方治卒外腎偏腫疼痛

大黄末和醋塗之乾即易之

又方桂心末和水調方寸匕塗之

又方治卒外腎偏疼

皁莢和皮爲末水調傅之良

初虞世方治水㿗偏大上下不定疼痛

牡蠣不限多少鹽泥固濟炭三斤煆令火盡冷取

二兩乾薑一兩炮右爲細末用冷水調稀稠得所

塗病處小便利即愈

經驗方治丈夫本藏氣傷膀胱連小腸等氣金鈴子一百箇温湯浸過去皮巴豆二百箇槌微破麩二升同於銅鍋内炒金鈴子赤熟爲度放冷取出去核爲末每服三錢非時熱酒醋湯調並得其麩巴豆不用也

外臺祕要治膀胱氣急宜下氣

蕪荑搗和食鹽末二物等分以綿裹如棗大内下部或下水惡汁并下氣佳

又治陰下濕

吴茱萸一升水三升煮三沸去滓洗痒差

又治陰頭生瘡

以蜜煎甘草塗之差

千金方治丈夫陰頭癰師所不能治

烏賊魚骨末粉傅之良

又千金翼方

鱉甲一枚燒令末以雞子白和傅之良

葛仙翁肘後備急方卷之五

肘後備急方 六

中醫古籍出版社
Publishing House of Ancient Chinese Medical Books

葛仙翁肘後備急方卷之六

治目赤痛暗昧刺諸病方第四十三

華他禁方

令病人自用手兩指擘所患眼垂空呪之曰疋疋屋舍狹窄不容宿客即出也

傷寒方末亦有眼方姚方目中冷淚出眥赤痒乳汁煎方

黄連三分蕤仁二分乾薑四分以乳汁一升漬一宿微火煎取三合去滓取米大傅眥

睛爲所傷損破方

牛旋日二點避風黑睛破亦差

附方

范注方主目中淚出不得開即刺痛方

以鹽如大豆許内目中習習去鹽以冷水數洗目差

博濟方治風毒上攻眼腫痒澁痛不可忍者或上下瞼皆赤爛浮瞖瘀肉侵睛神効驅風散五倍子一兩蔓荊子一兩半同杵末每服二錢水二盞銅石器内煎及一盞澄滓熱淋洗留滓二服又依前煎淋洗大能明眼目去澁痒

簡要濟衆治肝虛目睛疼冷淚不止筋脉痛及眼羞

明怕日補肝散

夏枯草半兩香附子一兩共為末每服一錢臈茶

調下無時

聖惠方治眼痒急赤澀用犬膽汁注目中

又方治風赤眼

以地龍十條炙乾為末夜卧以冷茶調下二錢匕

又方治傷寒熱毒氣攻眼生白瞖

用烏賊魚骨二兩不用大皮杵末入龍腦少許更

研令細日三四度取少許點之

又方治久患內障眼

車前子乾地黄麥門冬等分爲末蜜丸如梧桐子大服屢效

治目方用黄連多矣而羊肝丸尤奇異

取黄連末一大兩白羊子肝一具去膜同於砂盆內研令極細衆手撚爲丸如梧桐子每食以煖漿水吞二七枚連作五劑差但是諸眼目疾及障瞖青盲皆主之禁食猪肉及冷水劉禹錫云有崔承元者因官治一死罪因出活之因後數年以病自致死一旦崔爲內障所苦喪明逾年後半夜歎息

獨坐時聞階除間悉窣之聲崔問爲誰曰是昔所
蒙活者因今故報恩至此遂以此方告訖而沒崔
依此合服不數月眼復明因傳此方於世

又方令醫家洗眼湯

以當歸芍藥黃連等分停細以雪水或甜水煎濃
汁乘熱洗冷即再温洗甚益眼目但是風毒赤目
花醫等皆可用之其說云凡眼目之病皆以血脉
凝滯使然故以行血藥合黃連治之血得熱即行
故乘熱洗之用者無不神効

又方治雀目不計時月

用蒼朮二兩擣羅爲散每服一錢不計時候以好
羊子肝一箇用竹刀子批破糝藥在内麻繩纏定
以粟米泔一大盞煮熟爲度患人先薫眼藥氣絕
即喫之簡要濟衆治小兒雀目
梅師方治目暗黄昏不見物者
以青羊肝切淡醋食之煮亦佳
又方治眼睛無故突一二寸者
以新汲水灌漬睛中數易水睛自入
崔元亮海上方著此三名一名西國草一名畢楞伽
一名覆盆子治眼暗不見物冷淚浸淫不止及青

盲天行目暗等取西國草日暴乾擣令極爛薄綿
裹之以飲男乳汁中浸如人行八九里久用點目
中即仰卧不過三四日視物如少年禁酒油麵
千金方點小兒黑花眼瞖澀痛
用具齒一兩燒作灰研如麵入少龍腦點之妙
又方常服明目洞視
胡麻一石蒸之三十遍末酒服每日一升
又方古方明目黑髮槐子於牛膽中漬陰乾百日食
後吞一枚十日身輕三十日白髮黑百日內通神
孫眞人食忌主眼有翳

取芒消一大兩置銅器中急火上煉之放冷後以生絹細羅點眼角中每夜欲卧時一度點妙

經驗方退翳明目白龍散

馬牙消光淨者用厚紙裹令按實安在懷内著肉處養一百二十日取出研如粉入少龍腦同研細不計年歲深遠眼内生翳膜漸漸昏暗遠視不明但瞳人不破散並醫得每點用藥末兩米許點目中

又方治内外障眼

蒼术四兩米泔浸七日逐日換水後刮去黒皮細

切入青鹽一兩同炒黃色爲度去鹽不用木賊二兩以童子小便浸一宿水淘焙乾同搗爲末每日不計時候但飲食蔬菜內調下一錢匕服甚驗

經驗後方治虛勞眼暗

採三月蔓菁花陰乾爲末以井花水每空心調下二錢匕久服長生可讀夜書

外臺秘要主目翳及努肉

用礬石最白者內一黍米大於翳上及努肉上即冷淚出綿拭之令惡汁盡其疾日日減翳自消薄便差礬石須真白好者方可使用

又補肝散治三十年失明
蒺藜子七月七日收陰乾擣散食後水服方寸匕
又療盲
猪膽一枚微火上煎之可丸如黍米大内眼中食頃良
又方治翳如重者
取猪膽白皮曝乾合作小繩子如麄釵股大小燒作灰待冷便以灰點翳上不過三五度即差
又方輕身益氣明目
蕪菁子一升水九升煮令汁盡日乾如此三度擣

末水服方寸七日三

斗門方治火眼

用艾焼令煙起以椀蓋之候煙上椀成煤取下用

温水調化洗火眼即差更入黄連甚妙

廣利方治眼築損努肉出

生杏仁七枚去皮細嚼吐於掌中及熱以綿裹筯

頭将點努肉上不過四五度差

藥性論云

空心用鹽揩齒少時吐水中洗眼夜見小字良

顧含養嫂失明

含嘗藥視膳不冠不食嫂目疾須用蚺蛇膽含訐盡求不得有一童子以一合授含含開乃蚺蛇膽也童子出門化爲青鳥而去嫂目遂差

治卒耳聾諸病方第四十七

葛氏耳卒聾

取鼠膽内耳内不過三愈有人云側卧瀝一膽盡須臾膽汁從下邊出初出益聾半日頃乃差治三十年老聾

又方巴豆十四枚擣鵝脂半兩火鎔内巴豆和取如小豆綿裹内耳中差日一易姚云差三十年聾

若卒得風覺耳中怳怳者

急取鹽七升甑蒸使熱以耳枕鹽上冷復易亦療

耳卒疼痛蒸熨

又方栝蔞根削令可入耳以臈月豬脂煎三沸出塞

耳每日作三七日即愈

姚氏耳痛有汁出方

熬杏仁令赤黑擣如膏以綿裹塞耳日三易三日

即愈

聤耳耳中痛膿血出方

月下灰吹滿耳令深入無苦即自出

耳聾菖蒲根丸

菖蒲根一寸巴豆一粒去皮心二物合搗篩分作七丸綿裹卧即塞夜易之十日立愈黄汁立差

耳中膿血出方

細附子末以葱涕和灌耳中良單葱涕亦佳側耳令入耳

耳中常鳴方

生地黄切以塞耳日十數易

小品療聤耳出膿汁散方

礬石二兩燒黄連一兩烏賊魚骨一兩三物爲散

即如棗核大綿裹塞耳日再易

更加龍骨

耳聾巴豆丸

巴豆一枚去心皮班猫一枚去翅足二物合搗篩

綿裹塞耳中再易甚驗云此來所用則良

又方磁石菖蒲通草薫陸香杏仁萆麻松脂搗篩為

末分等蠟及鵝脂和硬和為丸稍長用釵子穿心

為孔先去耳塞然後內於藥日再初著痒及作聲

月餘總差殿中侯監効

耳卒痛

蒸鹽熨之

痛不可忍求死者

菖蒲附子各一分末和烏麻油煉點耳中則立止

聤耳膿血出

車轄脂塞耳中膿血出盡愈

附方

肘後方療耳卒腫出膿水方

礬石燒末以筆管吹耳内日三四度或以綿裹塞

耳中立差

經驗方治底耳方

用桑螵蛸一箇慢火炙及八分熟存性細研入麝
香一字為末糝在耳内每用半字如神効如有膿
先用綿包子撚去次後糝藥末入耳内
又方治耳卒聾
巴豆一粒蠟裹針刺令通透用塞耳中
梅師方治耳久聾
松脂三兩煉巴豆一兩相和熟擣可丸通過以薄
綿裹内耳孔中塞之日一度易
聖惠方治腎氣虚損耳聾
用鹿腎一對去脂膜切於豉汁中入粳米二合和

煑粥入五味之法調和空腹令之作羹及酒並得

杜壬方治耳聾因腎虚所致十年内一服愈蠍至小者四十九枚生薑如蠍大四十九片二物銅器内炒至生薑乾爲度爲末都作一服初夜温酒下至二更盡盡量飲酒至醉不妨次日耳中如笙簧即効

勝金方治耳聾立効

以乾地龍入鹽貯在葱尾内爲水點之

千金方治耳聾

以雄黄硫黄等分爲末綿裹塞耳中

又方酒三升漬牡荊子一升碎之浸七日去滓任性
服盡三十年聾差
又方以醇酢微火煎附子削令尖塞耳効
外臺秘要治聾
芥子搗碎以人乳調和綿裹塞耳差
楊氏產乳方療耳鳴無晝夜
烏頭燒作灰菖蒲等分爲末綿裹塞耳中日再用
効
治耳爲百蟲雜物所入方第四十八
葛氏百蟲入耳

以好酒灌之起行自出

又方閉氣令人以蘆吹一耳

又方以桃葉塞兩耳立出

蜈蚣入耳

以樹葉裹鹽灰令熱以掩耳冷復易立出

蚰蜒入耳

熬胡麻以葛囊貯枕之蟲聞香則自出

蟻入耳

炙猪脂香物安耳孔邊即自出

神効方蚰蜒入耳

以牛酪灌滿耳蚰蜒即出出當半銷若入腹中空
腹食好酪一二升即化爲黄水而出不盡更作服
手用神驗無比此方是近得
又方小鷄一隻去毛足以油煎令黄筯穿作孔枕之
又方取蚯蚓内葱葉中並化爲水滴入耳中蚰蜒亦
化爲水矣
附方
勝金方主百蟲入耳不出
以鷄冠血滴入耳内即出
又千金方擣韭汁灌耳中差

又方治耳中有物不可出
以麻繩剪令頭散傅好膠著耳中物上粘之令相
著徐徐引之令出
又梅師方取車缸脂塗耳孔中自出
續十全方治蟲入耳
秦椒末一錢醋半盞浸良久少少灌耳蟲自出
外臺秘要肘後治蟻入耳
燒鯪鯉甲末以水調灌之即出
劉禹錫傳信方治蚰蜒入耳
以麻油作煎餅枕卧須臾蚰蜒自出而差李元淳

尚書在河陽日蚰蜒入耳無計可爲半月後腦中

洪洪有聲腦悶不可徹至以頭自擊門柱奏疾狀

危極因發御藥以療之無差者爲受苦不念生存

忽有人獻此方乃愈

兵部手集治蚰蜒入耳

小蒜汁理一切蟲入耳皆同

錢相公篋中方治百節蚰蜒并蟻入耳

以苦醋注之起行即出

聖惠方治飛蛾入耳

醬汁灌入耳即出又擊銅器於耳傍

經驗方治水入耳

以薄荷汁點立效

治卒食噎不下方第四十九

葛氏方取少蜜含之即立下

又方取老牛涎沫如棗核大置水中飲之終身不復患噎也

附方

外臺祕要治噎

羚羊角屑一物多少自在末之飲服方寸匕亦可以角摩噎上良

食醫心鏡治卒食噎

以陳皮一兩湯浸去穰焙爲末以水一大盞煎取半盞熱服

聖惠方治膈氣咽喉噎塞飲食不下

用碓嘴上細糠蜜丸彈子大非時含一丸嚥津

廣五行記云永徽中絳州僧病噎不下食告弟子吾死之後便可開吾胷喉視有何物言終而卒弟子依言而開視胷中得一物形似魚而有兩頭遍體是肉鱗弟子置器中跳躍不止戲以諸味皆隨化盡時夏中藍多作澱有一僧以澱置器中此蟲遂

遶器中走須臾化爲水

治卒諸雜物鯁不下方第五十

食諸魚骨鯁

以魚骨於頭上立即愈下云謦欬即出

又方小嚼薤白令柔以繩繫中持繩端吞薤到鯁處

引之鯁當隨出

療骨鯁

仍取所餘者骨左右手反覆擲背後立出

雜物鯁方

解衣帶目窺下部不下即出

又方好蜜以匕抄稍稍咽之令下

魚骨鯁在喉中衆法不能去者方

取飴糖丸如雞子黄大吞之不去又吞以漸大作

丸用得效

附方

斗門方治骨鯁

用鹿角爲末含津嚥下妙

外臺祕要療鯁

取虎骨爲末水服方寸匕

又方螻蛄腦一物吞亦治刺不出傳之刺即出

又方口稱鸕鷀則下

又古今録驗療魚鯁骨横喉中六七日不出取鯉魚鱗皮合燒作屑以水服之則出未出更服

勝金方治小兒大人一切骨鯁或竹木簽刺喉中不下方

於臘月中取鱖魚膽懸北簷下令乾每魚鯁即取一皂子許以酒煎化温温呷若得逆便吐骨即隨頑涎出若未吐更喫温酒但以吐爲妙酒即隨性量力也若未出更煎一塊子無不出者此藥但是鯁物在臟腑中日久痛黄瘦甚者服之皆出若卒

求鱖魚不得蠡魚鯇魚鯽魚俱可臘月收之甚佳

孟詵云人患卒瘂

取杏仁三分去皮尖熬別杵桂一分和如泥取李

核用綿裹含細細嚥之日五夜三

治卒誤吞諸物及患方第五十一

葛氏誤吞釵方

取薤曝令萎煮使熟勿切食一大束釵即隨出生

麥葉若節縷皆可用

誤吞釘及箭金針錢鐵等物方

多食肥羊脂諸般肥肉等自裹之必得出

吞諸珠璫鐵而鯁方

燒弩銅令赤內水中飲其汁立愈

誤吞錢

燒火炭末服方寸匕即出小品同

又方服蜜三升即出

姚氏食中吞髮繞喉不出方

取梳頭髮燒作灰服一錢匕

吞鐶若指彄

燒鵝羽數枚末飲之

吞錢

臈月米錫頓服半升

又方濃煎艾汁服効

附方

聖惠方治誤吞銀鐶子釵子

以水銀半兩服之再服即出

又方治小兒誤吞針

用磁石如棗核大磨令光鑚作竅絲穿令含針自

出

又方治小兒誤吞銅鐵物在咽喉内不下

用南燭根燒細研熟水調一錢下之

錢相公篋中方療誤吞錢

以磁石棗許大一塊含之立出

又方取艾蒿一把細剉用水五升煎取一升頓服便下

又外臺祕要

取飴糖一斤漸漸盡食之鐶及釵便出

又楊氏產乳

葈耳頭一把以水一升浸水中十餘度飲水愈

孫用和方治誤吞金銀或錢在腹内不下方石灰一杏核大硫黄一皂子大同研為末酒調下不計時

喉

姚氏方治食中誤吞髮繞喉不出

取己頭亂髮燒作灰服一錢匕水調

陳藏器云

故鋸無毒主誤吞竹木入喉咽出入不得者燒令

赤漬酒中及熱飲並得

治面皰鬢秃身臭心惛鄙醜方第五十二

葛氏療年少氣充面生皰瘡

胡粉水銀臘月豬脂和熟研令水銀消散向暝以

粉面曉拭去勿水洗至暝又塗之三度即差姚方

同

又方塗麋脂即差

又方三歲苦酒漬雞子三宿軟取白以塗上

隱居効方皰瘡方

黃連牡蠣各二兩二物搗篩和水作泥封瘡上濃

汁粉之神驗

冬葵散

冬葵子栢子仁茯苓瓜瓣各一兩四物爲散食後

服方寸匕日三酒下之

療面及鼻酒皶方

真珠胡粉水銀分等豬脂和塗又鸕鷀矢和臘月
豬脂塗亦大驗神効

面多皯黯或似雀卵色者

苦酒煮朮常以拭面稍稍自去

又方新生雞子一枚穿去其黄以朱末一兩内中漆
固別方云蠟塞以雞伏著例出取塗面立去而白
又別方出西王母枕中陳朝張貴妃常用膏方雞
子一枚丹砂二兩末之仍云安白雞腹下伏之餘
同雞子令面皮急而光滑丹砂發紅色不過五度
傅面面白如玉光潤照人大佳

卒病餘面如米粉傅者

熬礬石酒和塗之姚云不過三度

又方白歛二分杏人半分雞矢白一分擣下以蜜和之雜水以拭面良

療人頭面患癧瘍方

雄黃硫黃礬石末豬脂和塗之

又方取生樹木孔中蚛汁拭之末桂和傅上日再三

又方蚍蛻皮熟以磨之數百度令熱乃棄草中勿顧

療人面體黎黑膚色麁陋皮厚狀醜

細搗羖羊脛骨雞子白和傅面乾以白粱米泔汁

洗之三日如素神効

又方蕪菁子二兩杏仁一兩並擣破栝蔞去子囊豬胰五具淳酒和夜傅之寒月以爲手面膏別方云老者少黑者白亦可加土苽根一兩大棗七枚自漸白悅姚方豬胰五具神驗

隱居効驗方面黑令白去黯方

烏賊魚骨細辛栝蔞乾薑椒各二兩五物切以苦酒漬三日以成鍊牛髓二斤煎之苦酒氣盡藥成以粉面醜人特異鮮好神妙方

又令面白如玉色方

羊脂狗脂各一升白芷半升甘草一尺半夏半兩
烏喙十四枚合煎以白器成塗面二十日即變兄
弟不相識何況餘人乎
傳効方療化面方
真珠屑光明砂並別熟研冬苽陳人各二兩亦研
水銀四兩以四五重帛練袋子貯之銅鐺中醋漿
微火煮之一宿一日堪用取水銀和面脂熟研使
消乃合珠屑砂并苽子末更合調然後傅面
又療人面無光潤黒皯及皺常傅面脂方
細辛葳蕤黄耆薯蕷白附子辛夷芎藭白芷各一

兩栝蔞木蘭皮各一分成錬豬脂二升十一物切之以綿裹用少酒漬之一宿内豬脂煎之七上七下别出一片白芷内煎候白芷黄色成去滓絞用汁以傅面千金不傳此膏亦療金瘡并吐血

療人䵟令人面皮薄如蕣華方

鹿角尖取實白處於平石上以磨之稍濃取一大合乾薑一大兩擣密絹篩和鹿角汁攪使調匀每夜先以煖漿水洗面軟帛拭之以白蜜塗面以手拍使蜜盡手指不粘爲盡然後塗藥平旦還以暖漿水洗二三七日顔色驚人塗藥不見風日慎之

又面上暴生鼾方

生杏仁去皮擣以雞子白和如煎餅麵入夜洗面乾塗之旦以水洗之立愈姚方云經宿拭去

面上皯䵳子化面並療仍得光潤皮急方

土瓜根擣篩以漿水和令調勻入夜漿水以洗面塗藥旦復洗之百日光華射人夫妻不相識

葛氏服藥取白方

取三樹桃花陰乾末之食前服方寸匕日三姚云并細腰身

又方白瓜子中仁五分白楊皮二分桃花四分擣末

食後服方寸匕日三欲白加菧子欲赤加桃花三
十日面白五十日手足俱白又一方有橘皮三分
無橘皮
又方女菀三分鉛丹一分末以醋漿服一刀圭日三
服十日大便黑十八十九日如漆二十一日全白
便止過此太白其年過三十難復療服藥忌五辛
又方朱丹五兩桃花三兩末井朝水服方寸匕日三
服十日知二十日太白小便當出黑汁
又方白松脂十分乾地黄九分乾漆五分熬附子一
分炮桂心二分擣下篩蜜丸服十丸日三諸蟲悉

出便肥白

又方乾薑桂甘草分等末之且以生雞子一枚内一升酒中攪溫以服方寸匕十日知一月白光潤

又方去黑

羊膽豬胰細辛等分煎三沸塗面咽旦醋漿洗之

又方茯苓白石脂分等蜜和塗之日三度

服一種藥一月即得肥白方

大豆黃炒舂如作醬滓取純黃一大升搗篩煉豬脂和令熟丸酒服二十丸日再漸加至三四十丸服盡五升不出一月即大能食肥白試用之

療人鬚髮禿落不生長方

麻子人三升秦椒二合置泔汁中一宿去滓日一

沐一月長二尺也

又方蔓荆子三分附子二枚碎酒七升合和器中封

二七日澤沐十日長一尺勿近面上恐有毛生

又方桑白皮剉三二升以水淹煑五六沸去滓以洗

鬚鬢數數為之即自不落

又方麻子人三升白桐葉一把米泔煑五六沸去滓

以洗之數之則長

又方東行桑根長三尺中央當甑飰上蒸之承取兩

頭汁以塗鬚鬢髮鬢則立愈

療鬚鬢黄方

燒梧桐灰乳汁和以塗膚及鬚鬢髮佳

染髮鬚白令黑方

醋漿煮豆漆之黑如漆色

又方先洗鬚髮令淨取石灰胡粉分等漿和温夕卧

塗訖用油衣包裹明日洗去便黑大佳

又拔白毛令黑毛生方

拔去白毛以好白蜜任孔中即生黑毛眉中無毛

亦針挑傷傅蜜亦毛生比見諸人水取石子研丁

香汁拔訖急手傅孔中亦即生黑毛此法大神驗

若頭風白屑檢風條中方脂澤等方在此篇末

姚方療䵟

白蜜和茯苓塗上滿七日即愈

又療面胡粉刺方

搗生菟絲絞取汁塗之不過三五上

又黑面方

牯羊膽牛膽淳酒三升合煮三沸以塗面良

面上惡瘡方

黃連黃蘗胡粉各五兩下篩以粉面上瘡瘡方並

出本條中患宜檢用之

葛氏療身體及腋下狐臭方

正旦以尿便洗腋下即不臭姚云大神驗

又方燒好礬石作末絹囊貯常以粉腋下又用馬齒礬石燒令汁盡粉之即差

又方青木香二兩附子一兩石灰一兩細末著粉腋中汁出即粉之姚方有礬石半兩燒

又方炊飯及熱丸以拭腋下臭仍與犬食之七日一如此即差

又方煮兩雞子熟去殼皮各內腋下冷棄三路口勿

反顧三爲之良

姚方取牛脂胡粉合椒以塗腋下一宿即愈可三兩度作之則永差

又兩腋下及手足掌陰下股裏常汗濕致臭方

乾枸杞根干畜根甘草半兩干章陸胡粉滑石各一兩六物以苦酒和塗腋下當汁出易衣更塗不過三傅便愈或更發復塗之不可多傅傷人腋餘處亦塗之

若股内陰下常濕且臭或作瘡者方

但以胡粉一分粉之即差常用驗方

隱居効方療胡臭

雞舌藿香青木香胡粉各二兩爲散内腋下綿裹之常作差

令人香方

白芷薰草杜若杜衡藁本分等蜜丸爲丸但旦服三丸暮服四丸二十日足下悉香云大神驗

又方瓜子芎藭藁本當歸杜衡細辛各二分白芷桂各五分擣下食後服方寸匕日三服五日口香一十日肉中皆香神良

小品又方

甘草松樹根及皮大棗甜瓜子四物分等末服方

寸匕日三二十日覺効五十日身體並香百日衣

服床幃皆香姚同

療人心孔惛塞多忘喜誤

七月七日取蜘蛛網着領中勿令人知則永不忘

也姚方同

又方丁酉日密自至市買遠志著巾角中還末服之

勿令人知姚同

又方丙午日取鱉甲著衣帶上良

又方取牛馬豬雞心干之末向日酒服方寸匕日三

問一知十

孔子大聖智枕中方已出在第九卷姚同

又方茯苓茯神人參五分遠志七分菖蒲二分末服方寸匕日三夜一服

又方章陸花陰干一百日擣末暮水服方寸匕暮卧思念所欲知事即於眠中醒悟

又方上黨人參半斤七月七日麻勃一升合擣蒸使氣盡遍服一刀圭暮卧逆知未然之事

療人嗜眠喜睡方

馬頭骨燒作灰末服方寸匕日三夜一

又方父鼠目一枚燒作屑魚膏和注目外眥則不肯

眠兼取兩目絳囊裹帶

又方麻黄朮各五分甘草三分日中南擣末服一方

寸匕日三姚方人不忘

菖蒲三分茯苓五分伏神人參各五分遠志七分

末服方寸匕日三夜一五日則知神良

傳用方頭不光澤臘澤飾髮方

青木香白芷零陵香甘松香澤蘭各一分用綿裹

酒漬再宿内油裹煎再宿加臘澤斟量硬軟即火

急煎著少許胡粉煙脂訖又緩火煎令粘極去滓

作梃以飾髪神良

作香澤塗髪方

依臘澤藥内漬油裏煎即用塗髪亦綿裹煎之

作手脂法

猪胰一具白芷桃人碎各一兩辛夷各二分冬瓜人二分細辛半分黄瓜栝蔞人各三分以油一大升煮白芷等二三沸去滓挼豬胰取盡乃内冬瓜桃人末合和之膏成以塗手掌即光

華豆香藻法

華豆一升白附芎藭白芍藥水栝蔞當陸桃人冬

米人各二兩擣篩和合先用水洗手面然後傅藥

粉飾之也

六味薰衣香方

沉香一片麝香一兩蘇合香蜜塗微火炙少令變

色白膠香一兩擣沉香令破如大豆粒丁香一兩

亦別擣令作三兩段擣餘香訖蜜和爲炷燒之若

薰衣著半兩許又藿香一兩佳

葛氏既有膏傅面染髮等方故疏脂澤等法亦粉飾

之所要云

髮生方

蔓荊子三分附子二枚生用並碎之二物以酒七升和内甆器中封閉經二七日藥成先以灰汁淨洗鬚髮痛拭乾取烏雞脂揩一日三遍凡經七日然後以藥塗日三四遍四十日長一尺餘處則勿塗

附方

肘後方姚氏療䵟

茯苓末白蜜和塗上滿七日即愈

又方療面多䵟黯如雀卵色

以羖羊膽一枚酒二升合煑三沸以塗拭之日三

度差

千金方治血鼾面皺

取蔓菁子爛研入常用面脂中良

崔元亮海上方滅瘢膏

以黄礬石燒令汁出胡粉炒令黄各八分惟須細研以臘月豬脂和更研如泥先取生布揩令痛則用藥塗五度又取鷹屎白鷰窠中草燒作灰等分和人乳塗之其瘢自滅肉平如故

又方治面鼾黒子

取李核中人去皮細研以雞子白和如稀餳塗至

晚每以淡漿洗之後塗胡粉不過五六日有神眞

風

孫眞人食忌去黶子

取石灰炭上熬令熱揷糯米於灰上候米化即取

米點之

外臺祕要救急去黑子方

夜以暖漿水洗面以布揩黑子令赤痛水研白檀

香取濃汁以塗之旦又復以漿水洗面仍以鷹糞

粉黑子

又令面生光方

以蜜陀僧用乳煎塗面佳兼治齄鼻皰

聖惠方治䵟黷斑點方

用蜜陀僧二兩細研以人乳汁調塗面每夜用之

又方治黑痣生於身面上

用藜蘆灰五兩水一大椀淋灰汁於銅器中貯以重湯煮令如黑膏以針微撥破痣處點之良不過三徧神驗

又方生眉毛

用七月烏麻花陰乾為末生烏麻油浸經夜傅之

千金翼老人令面光澤方

大豬蹄一具洗淨理如食法煑漿如膠夜以塗面曉以漿水洗面皮急矣

譚氏小兒方療豆瘡瘢面黶

以蜜陀僧細研水調夜塗之明旦洗去平復矣

有治癧瘍三方具風條中

千金方治諸腋臭

伏龍肝澆作泥傅之立差

外臺秘要治狐臭若股内陰下恒濕臭或作瘡

青木香好醋浸致腋下夾之即愈

又生狐臭

以三年釅醋和石灰傅之

經驗方善治狐臭

用生薑塗腋下絶根本

又方烏髭鬢駐顔色壯筋骨明耳目除風氣潤肌膚

久服令人輕健

蒼术不計多少用米泔水浸三兩日逐日换水候滿日即出刮去黑皮切作片子暴乾用慢火炒令黄色細擣末每一斤末用蒸過茯苓半斤煉蜜爲丸如梧桐子大空心卧時温熟水下十五丸别用术末六兩甘草末一兩拌和匀作湯點之下术丸

妙忌桃李雀蛤及三白

千金方治髮落不生令長

麻子一升熬黑壓油以傅頭長髮妙

又治髮不生

以羊屎灰淋取汁洗之三日一洗不過十度即生

又治眉髮髭落

石灰三升以水拌匀焰火炒令焦以絹袋貯使好

酒一斗漬之密封冬十四日春秋七日取服一合

常令酒氣相接嚴云百日即新髭髮生不落

孫眞人食忌生髮方

取側栢葉陰乾作末和油塗之

又方令髪鬢烏黑

醋煑大豆黑者去豆煎令稠傅髪

又方治頭禿

蕪菁子末酢和傅之日三

梅師方治年少髪白拔去白髪

以白蜜塗毛孔中即生黑者髪不生取梧桐子擣

汁塗上必生黑者

千金翼療髪黄

熊脂塗髪梳之散頭入床底伏地一食頃即出便

盡黑不過一升脂驗

楊氏產乳療白禿瘡及髮中生癬

取熊白傅之

又療禿瘡

取虎膏塗之

聖惠方治白禿

以白鴿糞擣細羅為散先以醋米泔洗了傅之立

差

又治頭赤禿

用白馬蹄燒灰末以臘月豬脂和傅之

簡要濟衆治頭瘡

大笋殼葉燒爲灰量瘡大小用灰調生油傅入少膩粉佳

葛仙翁肘後備急方卷之六

肘後備急方 七

中醫古籍出版社
Publishing House of Ancient Chinese Medical Books

第四冊

卷七

治爲熊虎爪牙所傷毒痛方

治卒爲猘犬所咬毒方

治卒毒及狐溺棘所毒痛方

治卒青蛙蝮虺衆蛇所螫方

治蛇瘡敗蛇骨刺人入口繞身諸方

治卒入山草禁辟衆蛇藥術方

治卒蜈蚣蜘蛛所螫方

治卒蠆螫方

治卒蜂所螫方

治卒蠍所螫方

治中蠱毒方

七

治卒中溪毒方

治卒中射工水弩毒方

治卒中沙虱毒方

治卒服藥過劑煩悶方

治卒中諸藥毒救解方

治食中諸毒方

治防避飲食諸毒方

治卒飲酒大醉諸病方

卷八

治百病備急丸散膏諸要方

治牛馬六畜水穀疫癘諸病方

葛仙翁肘後備急方卷之七　　陸七

治爲熊虎爪牙所傷毒痛方第五十三

葛氏方燒青布以熏瘡口毒即出仍煑葛根令濃以洗瘡搗乾葛根末以煑葛根汁服方寸匕日五夜一則佳

又方嚼粟塗之姚同

又煑生鐵令有味以洗瘡上姚同

凡猛獸毒蟲皆受人禁氣將入山草宜先禁之其經術云

到山下先閉氣三十五息存神仙將虎來到吾前

乃存吾肺中有白帝出把虎兩目塞吾下部又乃吐肺氣白通冠一山林之上於是良久又閉氣三十五息兩手捻都監目作三步步皆以右足在前乃止祝曰李耳李耳圖汝非李耳耶汝盜黄帝之犬黄帝教我問汝汝答之云何畢便行一山之虎不可得見若逢之者目向立大張左手五指側之極勢跳手上下三度於跳中大唤咄虎北斗君汝去虎即走止宿亦先四向如此又燒牛羊角虎亦不敢近人又擕雄黄紫石縫囊貯而帶之

附方

梅師方治虎傷人瘡
但飲酒常令大醉當吐毛出
治卒有猘犬凡所咬毒方第五十四
療猘犬咬人方
先嗍却惡血灸瘡中十壯明日以去日灸一壯滿
百乃止姚云忌酒
又云地榆根末服方寸匕日一二亦末傅瘡上生根
搗傅佳
又方刮虎牙若虎骨服一匕已發如猘犬者服此藥
即差姚同

又方仍殺所咬犬取腦傅之後不復發
又方擣薤汁傅之又飲一升日三瘡乃差
又方末礬石内瘡中裹之止瘡不壞速愈神妙
又方頭髮蝟皮燒末水和飲一杯若或已目赤口噤者折齒下之姚云二物等分
又方擣地黄汁飲之并以塗瘡過百度止
又方末乾薑常服并以内瘡中
凡猘犬咬人七日一發過三七日不發則脱也要過百日乃爲大免耳
每到七日輙當飲薤汁三二升又當終身禁食犬

肉蠶蛹食此發則不可救矣瘡未差之間亦忌生

物諸肥膩及冷但於飯下蒸魚及就膩氣中食便

發不宜飲酒能過一年乃佳

若重發療方

生食蟾蜍鱠絕良驗姚同亦可燒炙食之不必令

其人知初得嚙便爲之則後不發姚剝作鱠吞蒜

虀下

又方擣薑根汁飲之即差

又方服蔓菁汁亦佳

又凡犬咬人

取竈中熱灰以粉瘡傅之姚同

又方火炙蠟以灌瘡中姚同

又方以頭垢少少內瘡中以熱牛屎塗之佳姚同

又方挼蓼以傅瘡上

又方乾薑末服二七薑汁服半升亦良

又方但依猘犬法彌佳燒蟾蜍及末礬石傅之尤佳

得犬齧者難療凡犬食馬肉生狂方

及尋常忽鼻頭燥眼赤不食避人藏身皆欲發狂

便宜枸杞汁煑糜飼之即不狂若不肯食糜以鹽

伺鼻便忽塗其鼻既舐之則欲食矣神驗

附方

梅師方治狂狗咬人

取桃白皮一握水三升煎取一升服

食療治犬傷人

杵生杏人封之差

治卒毒及狐溺棘所毒方第五十五

馬嚼人作瘡有毒種熱疼痛方

刺鷄冠血瀝著瘡中三下若駮馬用雌鷄草馬用

雄鷄姚同

又方灸瘡及腫上差

若瘡久不差者

馬鞭梢長二寸鼠矢二七枚燒末膏和傅之效

又方以婦人月經傅上最良姚云神效

人體上先有瘡而乘馬馬汗若馬毛入瘡中或但爲

馬氣所蒸皆致腫痛煩熱入腹則殺人

燒馬鞭皮末以膏和傅上

又方多飲淳酒取醉即愈

又剥死馬馬骨傷人手毒攻欲死方

便取死馬腹中屎塗之即差姚同

又方以手内女人陰中即愈有胎者不可令胎墮

狐尿棘刺刺人腫痛欲死方

破雞搨之即差

又方以熱桑灰汁漬冷復易取愈

小品方以熱蠟著瘡中又烟燻之令汁出即便愈

此狐所尿之木猶如蛇蚑也此下有魚骨傷人

附方

圖經云治惡刺及狐尿刺

搗取蒲公草根莖白汁塗之惟多塗立差止此方

出孫思邈千金方其序云余以正觀五年七月十

五日夜以左手中指背觸著庭木至曉遂患痛不

可忍經十日痛日深瘡日高大色如熟小豆色嘗
聞長者之論有此方遂依治之手下則愈痛亦除
瘡亦即差未十日而平復楊炎南行方亦著其效
云
效方治狐尿刺螫痛
杏人細研煑一兩沸承熱以浸螫處數數易之
外臺祕要治剥馬被骨刺破中毒欲死
取剥馬腹中糞及馬尿洗以糞傅之大驗絞糞汁
飲之效
聖惠方治馬咬人毒入心

馬齒莧湯食之差

靈苑方治馬汗入瘡腫痛漸甚宜急療之遲則毒深難理

以生烏頭末傅瘡口良久有黄水出立愈

王氏博濟治驢涎馬汗毒所傷神效

白礬飛過黄丹炒令紫色各等分相衮合調貼患處

治卒青蛙蝮虺衆蛇所螫方第五十六

葛氏竹中青蜂螫人方

雄黄麝香乾薑分等擣篩以麝茵和之著小竹管

帶之行急便用傅瘡兼衆虵虺毒之神良

又方破烏雞熱傅之

虵緑色喜緣樹及竹上大者不過四五尺皆呼為

青條虵人中立死

葛氏毒虵螫人方

急掘作坑以埋瘡處堅築其上毒即入土中須臾

痛緩乃出

徐王治虵毒方

用搗地榆根絞取汁飲兼以漬瘡

又方搗小蒜飲汁以滓傅瘡上

又方猪耳垢著瘡中牛耳中垢亦可用之良

又方嚼盐唾上訖灸三壮復嚼盐唾之瘡上

又方搗薤傅之

又方烧蜈蚣末以傅瘡上

又方先以無節竹筒著瘡上鎔蠟及蜜等分灌筒中無蜜單蠟亦通

又方急且尿瘡中乃拔向日閉氣三步以刀掘地作小坎以熱湯沃坎中涅作丸如梧子大服之并以少泥泥之瘡上佳

又方桂心苦蔞分等爲末用小竹筒蜜塞之以帶行

卒爲蝮虵即傅之此藥療諸虵毒塞不容則氣歇

不中用

一切虵毒

急灸瘡三五壯則衆毒不能行

虵毒

搗鬼針草傅上即定

又方荊葉袋貯薄瘡腫上

又方以麝香塗腫上血出乃差

又方以合口椒并葉搗傅之無不止

又方切葉刀燒赤烙之

附方

梅師方治虵虺螫人

以獨頭蒜酸草擣絞傅所咬處

廣利方治虵咬方

取黑豆葉剉杵傅之日三易良

廣濟方治毒蛇囓方

菰蔣草根灰取以封之其草似鷰尾也

兵部手集主蛇蠍蜘蛛毒

雞卵輕敲一小孔合咬處立差

劉禹錫傳信方治虵咬蝎螫

焼刀子頭令赤以白礬置刀上看成汁便熱滴咬處立差此極神驗得力者數十人貞元三十二年有兩僧流向南到鄧州俱爲蚰嚙令用此法救之傅藥了便發更無他苦

治蚰瘡敗蚰骨刺人入口繞身諸方第五十七

葛氏凡蚰瘡未愈禁熱食食便發療之依初螫人法

蚰螫人九竅皆血出方

取虻蟲初食牛馬血腹滿者二七枚焼服之

此上蚰瘡敗及洪腫法方蚰螫人牙折入肉中痛不

可堪方

取蝦蟇肝以傅上立出

又方先密取荇葉當其上穿勿令人見以再覆瘡口

上一時著葉當上穿穿即折牙出也

虵骨刺人毒痛方

以鐵精如大豆者以管吹瘡內姚同

又方燒死鼠擣傅之瘡上

虵螫人瘡已合而餘毒在肉中淫淫痛痒方取大小

蒜各一升合擣熱湯淋取汁灌瘡中姚同

虵卒繞人不解方

以熱湯淋即解亦可令就尿之

蛇入人口中不出方

艾灸蛇尾即出若無火以刀周匝割蛇尾截令皮斷乃將皮倒脱即出小品同之

七八月中諸蛇毒旺不得泄皆齧草木即枯死名爲蛇蚳此物傷人甚於蛇螫即依蛇之螫法療之

附方

廣利方治蛇咬瘡

煖酒淋洗瘡上日三易

聖惠方治蛇入口并入七孔中

割母猪尾頭瀝血滴口中即出

治卒入山草禁辟衆蛇藥術方第五十八

辟衆蛇方

同前姚氏仙人入山草法

辟蛇之藥雖多唯以武都雄黄爲上帶一塊右稱五兩於肘間則諸蛇毒莫敢犯

他人中者便磨以療之又帶五蛄黄丸良丸有蜈蚣故方在於備急中此下有禁法云不受而行則無驗

中蛇毒勿渡水渡水則痛甚於初螫

亦當先存想作大蜈蚣前已隨後渡若乘船渡不作法殺人
入山並不得呼作蛇皆喚爲蛇中之者彌宜勿誤辟蛇法
到處燒羖羊角令有煙出地則去矣

附方

廣利方治諸蛇毒螫人欲死兼辟蛇
乾薑雄黄等分同研用小絹袋貯繫臂上男左女右蛇聞藥氣逆避人螫毒傅之

治卒蜈蚣蜘蛛所螫方第五十九

葛氏方刮鷄冠血塗之

又方以鹽緘瘡上即愈云蜈蚣去遠者即不復得

又方鹽熱漬之

又方嚼大蒜若小蒜或桑樹白汁塗之亦以麻履底土揩之良

蜈蚣甚齧人其毒殊輕於蜂當時小痛而易歇蜘蛛毒

生鐵衣醋研取濃汁塗之又烏麻油和胡粉傅上乾復易取差取羊桃葉傅之立愈

附方蚯蚓螻蛄蠶咬蠼螋尿及惡蟲咬人附

梅師方治蜈蚣咬人痛不止

獨頭蒜摩螫處痛止

又經驗後方燒鷄屎酒和傅之佳又取鷄屎和醋傅之

聖惠方治蜈蚣咬方

用蝸牛擦取汁滴入咬處

兵部手集治蜘蛛咬遍身成瘡

取上好春酒飲醉使人翻不得一向卧恐酒毒腐人須臾蟲於肉中小如米自出

又譚氏小兒方以葱一枚去尖頭作孔將蚯蚓入葱

葉中緊捏兩頭勿洩氣頻摇動即化爲水點咬處

差

劉禹錫傳信方治蟲豸傷咬

取大藍汁一椀入雄黄麝香二物隨意看多少細

研投藍中以點咬處若是毒者即并細服其汁神

異之極也昔張員外在劍南爲張延賞判官忽被

斑蜘蛛咬項上一宿咬有二道赤色細如箸繞項

上從胷前下至心經兩宿頭面腫疼疼如數升盌大

肚漸腫幾至不救張相素重薦因出家資五百千

并薦家財又數百千募能療者忽一人應召云可

治張相初甚不信欲驗其方遂令目前合藥其人
云不惜方當療人性命耳遂取大藍汁一甆盆取
蜘蛛投之藍汁良久方出得汁中甚困不能動又
別擣藍汁加麝香末更取蜘蛛投之至汁而死又
更取藍汁麝香復加雄黄和之更取一蜘蛛投汁
中隨化爲水張相及諸人甚異之遂令點於咬處
兩日内悉平愈但咬處作小瘡痂落如舊

經驗方治蜘蛛咬遍身生絲
羊乳一升飲之貞元十年崔員外從質云目擊有
人被蜘蛛咬腹大如孕婦其家弃之乞食於道有

僧遇之教飲羊乳未幾日而平

又方治蚯蚓咬

濃作鹽湯浸身數徧差浙西軍將張韶爲此蟲所咬其形大如風眉鬚皆落每夕蚯蚓鳴於體有僧教以此方愈

又方治蚯蚓蟲咬其形如大風眉鬚皆落

以石灰水浸身亦良

聖惠方主蛐蟮咬人方

以雞屎傅之

又方治螻蛄咬人

用石灰醋和塗之

廣利方治蠼螋咬人

麝香細研蜜調塗之差

千金方治蠼螋尿瘡

楝樹枝皮燒灰和猪膏傅之

又方杵豉傅之

又方以酢和粉傅之

又方治蠼螋蟲尿人影

著處便令人體病瘡其狀如粟粒累累一聚慘痛

身中忽有處燥痛如芒刺亦如刺蟲所螫後細瘡

癗作叢如茱萸子狀也四畔赤中央有白膿如黍粟亦令人皮急舉身惡寒壯熱極者連起竟腰脇胷也治之法初得磨犀角塗之止

博物志治蠼螋蟲溺人影亦隨所著作瘡

以雞腸草汁傅之良

外臺秘要治蠼螋尿瘡繞身匝即死

以鸛巢中土豬脂苦酒和傅之

又方治蠼螋尿瘡

燒鹿角末以苦酒調塗之

錢相公方療蠼螋尿瘡黃水出

嚼梨葉傅之乾即易

勝金方治蠼螋尿人成瘡初如糝粟漸大如豆更大如火烙漿皰疼痛至甚宜速用草茶并蠟茶俱可以生油調傅上其痛藥至立止妙

聖惠方治惡蟲咬人

用紫草油塗之

又方以酥和鹽傅之

治卒蠆螫方第六十

以玉壺丸及五蛄丸塗其上並得

其方在備急丸散方中

又方取屋霤下土水和傅之

治卒蜂所螫方第六十一

蜂螫人

取人尿洗之

又方嗀樹桑樹白汁塗之並佳

又方刮齒垢塗之又破蜘蛛又煑蜂房塗之燒牛角灰苦酒和塗之又斷葫揩之又嚼青蒿傅之

附方

千金方治蜂螫人

用露蜂房末猪膏和傅之楊氏產乳蜂房煎湯洗

亦得

又外臺秘要挼薄荷貼之差

又聖惠方以酥傅之愈

沈存中筆談云處士劉湯隱居王屋山嘗於齋中見一大蜂窟爲蛛網絲縛之爲蜂所螫墜地俄頃蛛鼓腹欲裂徐徐行入草嚙芋梗微破以瘡就嚙處磨之良久腹漸消輕躁如故自後人有爲蜂螫者挼芋梗傅之則愈

治卒蝎所螫方第六十二

蝎螫人

溫湯漬之

又方挼馬莧大蒜又嚼乾薑塗之佳姚方以冷水漬螫處即不痛水微煖便痛即易水又以冷漬故布搨之數易

新效方蜀葵花石榴花艾心分等並五月五日午時取陰乾合擣和水塗之螫處立定二花未定又用鍼草挼汁傅之立差又黃丹醋塗之又生烏頭末唾傅之嚼乾薑塗之又麝香封之溫酒漬之即愈

附方

孫真人食忌主蠍螫

以礬石一兩醋半升煎之投礬末於醋中浸螫處

又勝金方烏頭末少許頭醋調傅之

又錢相公篋中方取半夏以水研塗之立止

又食醫心鏡以醋磨附子傅之

又經驗方以驢耳垢傅之差崔給事傳

廣利方治蠍螫人痛不止方

楮樹白汁塗之立差

治中蠱毒方第六十三

葛氏方療蠱毒下血方

羖羊皮方三寸得敗鼓亦好蘘荷葉苦參黃連當

歸各二兩水七升煮三升分三服一方加犀角升
麻各三兩無蘘荷根用茜根四兩代之佳
人有養畜蠱以病人其詐法
中蠱令人心腹切痛如有物齧或吐下血不即療
之食人五藏則死矣欲知蠱與非蠱當令病人唾
水中沉者是浮者非小品姚並同
欲知蠱毒主姓名方
取皷皮少少燒末飲病人病人須臾自當呼蠱主
姓名可語便去則便愈亦見蚍蜒合作蠱毒著飲
食中使人得瘕病此一種積年乃死療之各自有

藥又蘘荷葉密著病人卧席下其病人即自呼蠱主姓名也

療中蠱毒吐血或下血皆如爛肝方

茜草根蘘荷根各三兩㕮咀以水四升煮取二升去滓適寒溫頓服即愈又自當呼蠱主姓名茜草即染絳草也小品并姚方同也

又方巴豆一枚去心皮熬豉三粒釜底墨方寸匕合擣為三丸一丸當下毒不可者更服一丸即下

又方盐一升淳苦酒和一服立吐即愈小品同支方苦酒一升煮令消服愈

又方取蚯蚓十四枚以苦酒三升漬之蚓死但服其
汁已死者皆可活
又方苦瓠一枚水二升煑取一升服立即吐愈小品
同支方用苦酒一升煑令消服神驗
又方皁莢三梃炙去皮子酒五升漬一宿去滓分三
服小品同
療飲中蠱毒令人腹内堅痛面目青黄淋露骨立病
變無常方取鐵精擣之細篩又別擣烏雞肝以和
之丸如梧子大服三丸甚者不過十日微者即愈
別有鐵精方

又方猪肝一具蜜一升共煎之令熟分爲二十服秘

方小品同支方分作丸亦得

又方取棗木心剉得一斛著釜中淹之令上有三寸

水煮取二斗澄取清微火煎得五升宿勿食旦服

五合則吐蠱毒出小品姚同之

又方雄黄丹砂藜蘆各一兩擣末旦以井華水服一

刀圭當下吐蠱蟲出

又方隱葱草汁飲一二升此草桔梗苗人皆食之

治蠱已食下部肚盡腸穿者

取長股蝦蟇青背一枚鷄骨支方一分燒爲灰合

内下部令深入小品同支方屢用大驗姚方亦同
又方以猪膽瀝内下部中以綿深導内塞之
又方五蠱黄丸最為療蠱之要其方在備急條中
復有自然飛蠱狀如鬼氣者難
此諸種得真犀麝香雄黄為良藥人帶此於身亦
預防之
姚氏療中蠱下血如鷄肝出石餘四藏悉壞唯心未
毁或鼻破
待死方
末桔梗酒服一七日一二葛氏方也

支太醫有十數傳用方

取馬兜零根擣末水服方寸匕隨吐則出極神驗

此物苗似葛蔓緣柴生子似橘子

凡畏已中蠱欲服甘草汁

宜生煑服之當吐疾出若平生預服防蠱毒者宜

熟炙煑服即内消不令吐神驗

又方甘草炙每含咽汁若因食中蠱及毒即自吐出

極良常含咽之永不慮藥及蠱毒也

又有解百毒散在後藥毒條中亦療方

桑白汁一合服之須臾吐利蠱出

席辯刺史傳效二方云並試用神驗

斑猫蟲四枚去足翅炙桃皮五月初五採取去黑皮陰乾大戟凡三物並擣别篩取斑猫一分桃皮大戟各二分合和棗核大以米清飲服之訖吐出蠱一服不差十日更一服差此蠱洪州最多老媪解療一人得縑二十疋祕方不可傳其子孫犯法黄花公若于則爲都督因以得之流傳老媪不復得縑席云已差十餘人也

又方羖羊皮方寸七蘘荷根四兩苦參黄連各二兩當歸犀角升麻各三兩七物以水九升煮取三升

分三服蠱即出席云曾與一人服應時吐蜂兒數升即差此是姚大夫方

附方

千金翼方療蠱毒

以槲木北陰白皮一大握長五寸以水三升煑取一升空腹分服即吐蠱出也

又治蠱毒下血

蝟皮燒末水服方寸匕當吐蠱毒

外臺祕要救急治蠱

以白鴿毛糞燒灰飲和服之

楊氏產乳療中蠱毒

生玳瑁以水磨如濃飲服一盞自解

聖惠方治小兒中蠱下血欲死

擣青藍汁頻頻服半合

治卒中溪毒方第六十四

姚氏中水毒祕方

取水萍曝乾以酒服方寸匕差止又云中水病手足指冷即是若暖非也其冷或一寸極或竟指未過肘膝一寸淺至於肘膝為劇

葛氏水毒中人一名中溪一名中灑東人呼為一名蘇駭切

水病似射工而無物其診法

初得之惡寒頭微痛目注疼心中煩懊四肢振淅骨節皆強筋急但欲睡旦醒暮劇手逆冷三日則復生蟲食下瘡不痛不癢不冷人覺視之乃知不即療過六七日下部膿潰蟲食五藏熱極煩毒注下不禁八九日良醫不能療覺得急當深視下部若有瘡正赤如截肉者為陽毒最急若瘡如蠡魚齒者為陰毒猶小緩要皆煞人不過二十日欲知是中水毒當作數升湯以小蒜五寸㕮咀投湯中莫令大熱熱即無力捩去滓適寒溫以浴若身體

發赤斑文者又無異證當以他病療之也

病中水毒方

取梅若桃葉擣絞汁三升許以少水解爲飲之姚云小兒不能飲以汁傅乳頭與之

又方常思草擣絞飲汁一二升并以綿染寸中以導下部日三過即差

又方擣藍青汁以少水和塗之頭面身體令匝

又方取梨葉一把熟擣以酒一杯和絞服之不過三

又方取蛇莓草根擣作末服之并以導下部亦可飲汁一二升夏月常行欲入水浴先以少末投水中

流更無所畏又辟射工家中雖以器貯水浴亦宜
少末投水中大佳
今東間諸山縣無不病溪毒春月皆得亦如傷寒呼
爲溪溫未必是射工輩亦盡患瘡痢但寒熱煩疼
不解便致死耳方家用藥與傷寒溫疾相似令施
其單法
五加根燒末酒若漿水飲之荆葉汁佳千金不傳
秘之
又方密取蓼擣汁飲一二合又以塗身令周匝
取牛膝莖一把水酒共一杯漬絞取汁飲之日三

雄牛膝莖紫色者是也

若下部生瘡已決洞者

秫米一升盐五升水一石煑作糜坐中即差

又方桃皮葉熟擣水漬令濃去滓著盆中坐漬之有

蟲出

又方皁莢燒末綿裹導之亦佳又服牡丹方寸七日

三服

治卒中射工水弩毒方第六十五

江南有射工毒蟲一名短狐一名蜮常在山間水中

人行及水浴此蟲口中横骨角弩唧以射人形影

則病其診法

初得或如傷寒或似中惡或口不能語或惡寒熱四肢拘急旦可暮劇困者三日齒間血出不療即死其中人有四種初覺則徧身體視之其一種正黑如墨子而繞四邊　犯之如刺狀其一種作瘡瘡久即穿陷一種突起如石　其一種如火灼人肉熛起作瘡此種最急並皆煞人居

地天大雨或逐人行潦流入人家而射人又

當養鵝鴨　食人行將純白鵝以辟之白鴨亦善帶好生犀角佳也

若見身中有此四種瘡處便急療之
急周繞徧去此瘡邊一寸輒灸一處百壯瘡亦百
壯則
又方赤莧莖葉擣絞取汁飲之以滓傅之姚云服七
合日四五服
又方葫蒜令傅以搨瘡上灸蒜上千壯差
又方白鷄矢白者二枚以小餳和調以塗瘡上
又方鼠婦蟲豉各七合巴豆三枚去心合豬脂但以
此藥塗之
又方取水上浮走豉母蟲一枚置口中便差云此蟲

正黑如大豆浮水上相遊者
又方取皁莢一梃尺二者搥碎苦酒一升煎如飴去
滓傅之痛處差
又方馬齒莧搗飲汁一升滓傅瘡上日四五徧則良
驗
又方升麻烏翣各二兩水三升煑取一升盡服之滓
傅瘡上不差更作姚同更加犀角二兩
云此蟲含沙射人影便病欲渡水先以石投之口
邉角弩發矢言口息兩角能屈伸
冬月則蟄

有一長角橫在口前弩檐臨其角端曲如上弩以
氣為矢用水勢以射人人中之便不能語餘狀如
葛氏所說

治卒中沙虱毒方第六十六

山水間多有沙虱甚細略不可見人入水浴及以水
澡浴此蟲在水中著人身及陰天雨行草中亦著人
便鑽入皮裏其診法
初得之皮上正赤如小豆黍米粟粒以手摩赤上
痛如刺三日之後令百節強疼痛寒熱赤上發瘡
此蟲漸入至骨則殺人自有山澗浴畢當以布拭

身數徧以故帛拭之一度乃傅粉之也

又療沙虱毒方

以大蒜十片著熱灰中溫之令熱斷蒜及熱拄瘡上盡十片復以艾灸瘡上七壯則良

又方斑猫二枚熬一枚末服之燒一枚令絶烟末以傅瘡上即差又以射罔傅之佳

又方生麝香大蒜合擣以羊脂和著小筒子中帶之行今東間水無不有此浴竟中拭爍爍如芒毛針刺熟看見則以竹葉抄挑去之

比見嶺南人初有此者即以茅葉茗茗刮去及小

傷皮則爲佳仍數塗苦苣菜汁佳

已深者針挑取蟲子正如疥蟲著爪上映光方見行

動也若挑得便就上灸三四壯則蟲死病除

若覺猶惛惛見是其已太深便應依土俗作方術

拂出乃用諸湯藥以浴皆一二升出都盡乃止亦

依此方并雜溪毒及射工法急救七日中宜

差不爾則仍有飛蟲噉人心藏便死慎不

可輕

治卒服藥過劑煩悶方第六十七

服藥過劑煩悶及中毒多煩悶欲死方

刮東壁土少少以水一二升和飲之良

又方於屋霤下作坎方二尺深三尺以水七升灌坎中以物揚之令沫出取一升飲之未解更作

又方擣藍取汁服數升無藍只洗青絹取汁飲亦得

服藥失度心中苦煩方

飲生葛根汁大良無生者乾葛爲末水服五合亦可煑服之

又方吞鷄子黄數枚即愈不差更作

服石藥過劑者

白鴨屎末和水調服之差

又方大黄三兩芒硝二兩生地黄汁五升煑取三升

分三服得下便愈

若卒服藥吐不止者

飲新汲水一升即止

若藥中有巴豆下痢不止方

末乾薑黄連服方寸匕差

又方煑豆汁一升服之差

附方

外臺祕要治服藥過劑及中毒煩悶欲死

燒犀角末水服方寸匕

治卒中諸藥毒救解方第六十八

治食野葛已死方

以物開口取鷄子三枚和以吞之須臾吐野葛出

又方溫猪脂一升飲之

又方取生鴨就口斷鴨頭以血瀝口中入咽則活若口不可開者取大竹筒洞節以頭注其脇取冷水竹筒中數易水須臾口開則可得下藥若人多者兩脇及臍中各與筒甚佳

又方多飲甘草汁佳

姚方中諸毒藥及野葛已死方

新小便和人屎絞取汁一升頓服入腹即活解諸毒無過此汁

中酖毒已死者粉三合水三升和飲之口噤以竹管強開灌之

中射罔毒藍汁大豆猪犬血並解之

中狼毒毒以藍汁解之

中狼葵毒以葵根汁解之

中藜蘆毒以雄黄葱汁並可解之

中躑躅毒以梔子汁解之

中巴豆毒

黄連小豆藿汁大豆汁並可解之

中雄黄毒以防已汁解之

中蜀椒毒中蜈蚣毒

二毒桑汁煮桑根汁並解之

中礬石毒以大豆汁解之

中芫花毒以防風甘草桂並解之

中半夏毒以生薑汁乾薑並解之

中附子烏頭毒大豆汁遠志汁並可解之

中杏仁毒以藍子汁解之

食金已死者取雞屎半升水淋得一升飲之日三服

又方呑水銀二兩即裹金出少者一兩亦足

姚云一服一兩三度服之扶坐與之令入腹即活

又方鴨血及雞子亦解之

今取一種而兼解衆毒

取甘草㕮咀濃煑多飲其汁并多食葱中涕並佳

又方煑大豆令湧多飲其汁無大豆豉亦佳

又方藍青藍子亦通解諸毒常預畜之

又方煑薺苨令濃飲一二升祕方卒無可煑爵食之

亦可作散服之此藥在諸藥中諸藥則皆驗

又方凡煮此藥汁解毒者不可熱飲之諸毒得熱更甚宜使小冷為良

帶辯刺史云嶺南俚人毒皆因食得之多不即覺漸不能食或更心中漸脹并背急悶先寒似瘴微覺即急取一片白銀含之一宿銀變色即是藥也銀青是藍藥銀黄赤是菌藥久久者入眼眼或青或黄赤青是藍藥黄赤是菌藥俚人有解療者畏人得知在外預言三百牛藥或云三百兩銀藥余久任以首領親狎知其藥常用俚人不識本草乃妄言之其方並如後也

初得俚人毒藥且令定方

生薑四兩甘草三兩炙切以水六升煮取二升旦服三服服訖然後覔藥療之

療方

常山四兩切白鹽四錢以水一斗漬一宿以月盡日漬月一日五更以土釜煮勿令奴婢雞犬見煮取二升旦分再服服了少時即吐以銅器貯取若青色以杖舉五尺不斷者即藥未盡二日後更一劑席辯曾飲酒得藥月餘始覺首領梁墳將土常山與爲呼爲一百頭牛藥服之即差差後二十日

愼毒食唯有煑飯食之前後得差凡九人
又方黄藤十兩嶺南皆有切以水一斗煑取二升分
三服服訖毒藥内消若防已俚人藥常服此藤縱
得自然不發席云常服之利小便亦療數人
又方都淋藤十兩嶺南皆有土人悉知俚人呼爲三
百兩銀其葉細長有三尺微藤生切以水一斗和
酒二升煑取三升分三服服訖毒藥並逐小便出
十日愼毒食不差更服之卽愈
又方乾藍實四兩白花藤四兩出嶲州者上不得取
野葛同生者切以水七升酒一升煑取半空腹頓

服之少悶勿　惟單乾藍擣末頓服之亦差

又療腹内諸毒

都淋藤二兩長三寸並細剉酒三升合安甖中密封以糠火燒四邊燒令三沸待冷出溫服常令有酒色亦無所忌大效

若不獲已食俚人食者

先取甘草一寸炙之後熟嚼吞之若食著毒藥即吐便是得藥依前法療之席辯云常囊貯甘草十片以自防

附方

勝金方治一切毒

以膽子礬爲末用糯米糊丸如鷄頭實大以朱砂衣常以朱砂養之冷水化一丸服立差

經驗方解藥毒上攻如聖散

露蜂房甘草等分用麩炒令黄色去麩爲末水二椀煎至八分一椀令溫臨卧頓服明日取下惡物

外臺祕要治諸藥石後或熱噤多向冷地卧又不得食諸熱麪酒等方

五加皮二兩以水四升煑取二升半候石發之時便服未定更服

孫思邈論云有人中烏頭芭豆毒

甘草入腹即定方稱大豆解百藥毒嘗試之不效

乃加甘草爲甘豆湯其效更速

梅師方蜀椒閉口者有毒誤食之便氣欲絕或下白

沫身體冷急煎桂汁服之多飲冷水一二升忽食

飲吐漿煎濃豉汁服之

聖惠方治硫黄忽發氣悶用羊血服一合效

又方治射罔在諸肉中有毒及漏脯毒

用貝子末水調半錢服效或食麪臛毒亦同用

初虞世方治藥毒祕效

巴豆去皮不出油馬牙硝等分合研成膏冷水化一彈子許服差

治食中諸毒方第六十九

蜀椒閉口者有毒戟人咽氣便欲絶又令人吐白沫多飲桂汁若冷水一二升及多食大蒜即便愈慎不可飲熱殺人比見在中椒毒含蒜及薺苨差

鈎吻葉與芥相似誤食之殺人方

薺苨八兩水六升煮取三升服五合日五服又云此非鈎吻

食諸菜中毒發狂煩悶吐下欲死方

取鷄屎燒末服方寸匕不解更服又煑葛根飲汁

莨菪毒煑甘草汁擣藍汁飲並良

苦瓠毒煑黍穰令濃飲汁數升佳

食馬肝中毒

取牡鼠屎二七枚兩頭尖者是水和飲之未解者

更作

食六畜鳥獸

幞頭垢一錢匕小品云起死人又飲豉汁數升良

凡物肝臟自不可輕噉自死者彌勿食之生食肝中

毒

擣附子末服一刀圭日三服

肉有箭毒以藍汁大豆解射罔毒

食鬱肉謂在密器中經宿者及漏脯茅屋汁霑脯爲

漏脯此前並有毒

燒人屎末酒服方寸匕

又方擣韮汁服二三升各連取以少水和之食黍米

中藏脯中毒方

此是鬱脯煑大豆一沸飲汁數升即解兼解諸肉

漏毒

食自死六畜諸肉中毒方

黄蘗末服方寸匕未解者數服

六畜自死皆是遭疫有毒食之洞下亦致堅積並宜以痢丸下之

食魚中毒

濃煮橘皮飲汁小品云冬瓜汁最驗

食猪肉遇冷不消必成蟲癥下之方

大黄朴硝各一兩芒硝亦佳煮取一升盡服之若不消并皮研杏子湯三升和三服吐出神驗

食牛肉中毒煮甘草飲汁一二升

食馬肉洞下欲死者

豉二百粒杏子二十枚㕮咀蒸之五升飯下熟合

搗之再朝服令盡

此牛馬皆謂病死者耳

食鱸魚肝及鯸鮧魚中毒

剉蘆根煑汁飲一二升良

解毒濃煑香蘇飲汁一升

飲食不知是何毒

依煎甘草薺苨通療此毒皆可以救之

食菹菜誤吞水蛭蛭㰱臟血腸痛漸黄瘦者飲牛羊

熱血一二升許經一宿便煖猪脂一升飲之便下

蛭

食菌遇毒死方

絞人屎汁飲一升即活服諸吐瀬丸亦佳又掘地

作土漿服二三升則良

誤食野芋欲死療同菌法

凡種芋三年不取亦成野芋即殺人也

附方

梅師方治飲食中毒魚肉菜等

苦參三兩以苦酒一升煎三五沸去滓服之吐出

即愈或取煮犀角汁一升亦佳

又方治食狗肉不消心下堅或腹脹口乾發熱妄語

煑蘆根飲之

又方杏仁一升去皮水三升煎沸去滓取汁為三服

下肉為度

金匱方治食蟹中毒

紫蘇煑汁飲之三升以子汁飲之亦治凡蟹未經

霜多毒

又聖惠方以生藕汁或煑乾蒜汁或冬瓜汁並佳

又方治雉肉作臛食之吐下

用生犀角末方寸匕新汲水調下即差

唐崔魏公云鉉夜暴亡有梁新聞之乃診之曰食毒

僕曰常好食竹雞多食半夏苗必是半夏毒命生

薑擂汁折齒而灌之活

金匱方春秋二時龍帶精入芹菜中人遇食之爲病

發時手青肚滿痛不可忍作蛟龍病服硬糖三二

升日二度吐出如蜥蜴三二个便差

明皇雜錄云有黄門奉使交廣回周顧謂曰此人腹

中有蛟龍上驚問黄門曰卿有疾否曰臣馳馬大

庾嶺時當大熱困且渴遂飲水覺腹中堅痞如杯

周遂以硝石及雄黄煑服之立吐一物長數寸大

如指視之鱗甲具投之水中俄頃長數尺復以苦酒沃之如故以器覆之明日已生一龍矣上甚訝之

治防避飲食諸毒方第七十

雜鳥獸他物諸忌法

白羊不可雜雄雞　羊肝不可合烏梅及椒食

猪肉不可雜羊肝　牛腸不可合犬肉　雄雞肉不可合生葱菜　雞鴨肉不可合蒜及李子鱉肉等　生肝投地塵芥不著者不可食　暴脯不肯燥及火炙不動并見水而動並勿食　鳥獸自死

口不開者不可食

水中魚物諸忌

魚頭有正白連諸脊上不可食　魚無腸膽及頭無鰓勿食　魚不合烏雞肉食　生魚目赤不可作膾　魚勿合小豆藿　青魚鮓不可合生胡荽　鱉目凹者不可食　鱉肉不可合雞鴨子及赤莧菜食之　妊娠者不可食鱠魚

雜果菜諸忌

李子不可合雞子及臨水食之　五月五日不可食生菜　病人不可食生胡芥菜　妊娠勿食桑

椹并鴨子巴豆藿　羙半夏菖蒲羊肉細辛桔梗

忌菜　甘草忌菘菜　牡丹忌胡荽　常山忌葱

黄連桔梗忌猪肉　茯苓忌大醋　天門冬忌鯉

魚

附方

食醫心鏡黄帝云食甜瓜竟食塩成霍亂

孫真人食忌蒼耳合猪肉食害人又云九月勿食被

霜瓜食之令人成反胃病

治卒飲酒大醉諸病方第七十一

大醉恐腹腸爛

作湯於大器中以漬之冷復易

大醉不可安卧常令搖動轉側又當風席地及水洗

飲水最忌於交接也

飲醉頭痛方

刮生竹皮五兩水八升煮取五升去滓然後合納

雞子五枚攪調更煮再沸二三升服盡

飲後下痢不止

煮龍骨飲之亦可末服

連月飲酒喉咽爛舌上生瘡

擣大麻子一升末黃檗二兩以蜜爲丸服之

飲酒積熱遂發黄方

雞子七枚苦酒漬之封密器中納井底二宿當取各吞二枚枚漸盡愈

大醉酒連日煩毒不堪方

蔓菁菜并少米熟煑去滓冷之便飲則良

又方生葛根汁一二升乾葛煑飲亦得

欲使難醉醉則不損人方

擣栢子仁麻子仁各二合一服之乃以飲酒多二倍

又方葛花并小豆花子末爲散服三二匕又時進葛

根飲枇杷葉飲幷以雜者乾蒲麻子等皆使飲而

不病人胡麻亦煞酒先食盐一七後則飲酒亦倍

附方

外臺祕要治酒醉不醒

九月九日眞菊花末飲服方寸七

又方斷酒用驢駒衣烧灰酒服之

又方鸕鷀糞灰水服方寸七

聖惠方治酒毒或醉昏悶煩渴要易醒方

取柑皮二兩焙乾為末以三錢七水一中盞煎三

五沸入盐如茶法服妙

又方治酒醉不醒

用菘菜子二合細研井花水一盞調為二服

千金方斷酒法

以酒七升著瓶中朱砂半兩細研著酒中緊閉塞瓶口安猪圈中任猪搖動經七日頓飲之

又方正月一日酒五升淋碓頭杵下取飲

又方治酒病

豉葱白各半升水二升煮取一升頓服

葛仙翁肘後備急方卷之七

肘後備急方 八

中醫古籍出版社
Publishing House of Ancient Chinese Medical Books

葛仙翁肘後備急方卷之八　陸八

治百病備急丸散膏諸要方第七十二

裴氏五毒神膏療中惡暴百病方

雄黃朱砂當歸椒各二兩烏頭一升以苦酒漬一宿猪脂五斤東面陳蘆煎五上五下絞去滓内雄黃朱砂末攪令相得畢諸卒百病温酒服如棗核一枚不差更服得下即除四肢有病可摩癰腫諸病瘡皆摩傅之夜行及病冒霧露皆以塗人身中佳

效方幷療時行温疫諸毒氣毒惡核金瘡等

蒼梧道士陳元膏療百病方

當歸天雄烏頭各三兩細辛芎藭朱砂各二兩乾薑附子雄黃各二兩半桂心白芷各一兩松脂八兩生地黃二斤擣絞取汁十三物別擣雄黃朱砂為末餘㕮咀以釅苦酒三升合地黃漬藥一宿取猪脂八斤微火煎十五沸白芷黃為度絞去滓內雄黃朱砂末攪令稠和密器貯之腹內病皆對火摩病上日兩三度從十日乃至二十日取病出差止四肢肥肉風瘴亦可酒温服之如杏子大一枚

主心腹積聚四支痺躄舉體風殘百病效方

華他虎骨膏療百病

虎骨野葛各三兩附子十五枚重九兩椒三升杏仁巴豆去心皮芎藭切各一升甘草細辛各一兩雄黄二兩十物苦酒漬周時猪脂六斤微煎三上三下完附子一枚視黄為度絞去滓乃内雄黄攪使稠和客器貯之百病皆摩傅上唯不得入眼若服之可如棗大内一合熱酒中須臾後拔白髮以傅處即生烏猪瘡毒風腫及馬鞍瘡等洗即差牛領亦然

莽草膏療諸賊風腫痺風入五藏恍惚方

莽草一斤烏頭附子躑躅各三兩四物切以水苦酒一升漬一宿猪脂四斤煎三上三下絞去滓向火以手摩病上三百度應手即差耳鼻病可以綿裹塞之療諸疥癬雜瘡

隱居效驗方云并療手脚攣不得舉動及頭惡風背脇卒痛等

蛇銜膏療癰腫金瘡瘀血產後血積耳目諸病牛領馬鞍瘡

蛇銜大黃附子當歸芍藥細辛黃芩椒莽草獨活各一兩薤白十四莖十一物苦酒淹漬一宿猪脂

三斤合煎於七星火上各沸絞去滓温酒服如彈
丸一枚日再病在外摩傅之耳以綿裹塞之目病
如黍米注眥中其色緗黄一名緗膏 人又用龍
銜藤一兩合煎名為龍銜膏
神黄膏療諸惡瘡頭瘡百雜瘡方
黄連黄蘗附子雄黄水銀藜蘆各一兩胡粉二兩
七物細篩以臘月豬脂一斤和藥調器中急密塞
口蒸五斗米下熟出内水銀又研令調密藏之有
諸瘡先以塩湯洗乃傅上無不差者
隱居效驗方云此膏塗瘡一度即瘥時人為聖

青龍五生膏療天下雜瘡方

丹砂雄黄芎藭椒防巳各五分龍膽梧桐皮栢皮

青竹茹桑白皮蜂房蝟皮各四兩蛇蜕皮一具十

三物切以苦酒浸半月微火煎少時乃内臘月豬

脂三斤煎三上三下去滓以傅瘡上并服如棗核

大神良

隱居效驗方云主癰疽痔惡瘡等

以前備急諸方故是要驗此來積用效者亦次于後

云

扁鵲陷氷丸療内脹病并蠱疰中惡等及蜂百毒溪

毒射工

雄黄真丹砂别研礬石熬各一兩將生礬石三兩半燒之鬼臼一兩半蜈蚣一枚赤足者小炙斑猫去翅足龍膽附子炮各七枚藜蘆七分炙杏仁四十枚去尖皮熬擣篩蜜和擣千杵腹内脹病中惡邪氣飛尸遊走皆服二丸如小豆若積聚堅結服四丸取痢洩下蟲蛇五色若蟲注病中惡邪飛尸遊走皆服二三丸以二丸摩痛上若蛇蜂百病苦中溪毒射工其服者視強弱大小及病輕重加減服之

丹參膏療傷寒時行賊風惡氣

在外即支節麻痛喉咽痺寒入腹則心急脹滿胷脇痞塞內則服之外則摩之并癱緩不隨風濕痺不仁偏枯拘屈口喎耳聾齒痛頭風痺腫腦中風動且痛若癰結核漏瘰癧堅腫未潰傅之取消及丹瘮諸腫無頭欲狀骨疽者摩之令消及惡結核走身中者風水遊腫亦摩之其服者如棗核大小兒以意減之日五服數用之悉效丹參蒴藋各三兩莽草葉躑躅花各一兩秦膠獨活烏頭川椒連翹桑白皮牛膝各二兩十二物以苦酒五升油麻

七升煎令苦酒盡去滓用如前法亦用豬脂同煎
之若是風寒冷毒可用酒服若毒熱病但單服牙
齒痛單服之仍用綿裹嚼之比常用豬脂煎藥有
小兒耳後瘰子其堅如骨已經數月不盡以帛塗
膏貼之二十日消盡神效無比此方出小品
神明白膏療百病中風惡氣頭面諸病青盲風爛眥
鼻耳聾寒齒痛癰腫疽痔金瘡癬疥悉主之
當歸細辛各三兩吴茱萸芎藭蜀椒朮前胡白芷
各一兩附子三十枚九物切煎豬脂十斤炭火煎
一沸即下三上三下白芷黄膏成去滓密貯看病

在内酒服如彈丸一枚日三在外皆摩傅之目病如黍米内兩眥中以目向天風可扇之瘡蟲齒亦得傅之耳内底着亦療之緩風冷者宜用之

成膏

清麻油十三兩菜油亦得黄丹七兩二物鐵鐺文火煎麤濕柳枇箆攪不停至色黒加武火仍以扇扇之攪不停煙斷絶盡看漸稠膏成煎須淨處勿令雞犬見齒瘡帖痔瘡服之

藥子一物方

婆羅門胡名船疎樹子國人名藥療病唯須細研

勿令麤皆取其中人去皮用之

療諸疾病方

卒得吐瀉霍亂蠱毒臍下絞痛赤痢心腹脹滿宿食不消蛇螫毒入腹被毒箭入腹並服二枚取藥子中人暖水二合研碎服之疽瘡附骨疽腫丁瘡癰腫此四病量瘡腫大小用藥子中人煖水碎和猪膽封上癬腫冷遊腫癬瘡此五病用醋研封上蛇螫惡毛蝎蜈蚣等螫沙虱射工此六病用煖水研赤莧和封之婦人難產後腹中絞痛及惡露不止痛中瘀血下此六病以一枚一杯酒研温服之

帶下暴下此二病以栗汁研温服之齲蟲食齒細
削内孔中立愈其檮末篩着瘡上甚主肌肉此法
出支家大醫本方
服塩方療暴得熱病頭痛目眩并卒心腹痛及欲霍
亂痰飲宿食及氣滿喘息久下赤白及積聚吐逆之
氣少力顔色瘦黄瘴瘧諸風其服法
取上好塩先以大豆許口中含勿咽須臾水當滿
口水近齒更用方寸匕抄塩内口中與水一時咽
不尔或令消盡喉若久病長服者至二三月每旦
先服或吐或安擊卒病可服三方寸匕取即吐痢

不吐病痢更加服新患瘧者即差心腹痛及滿得吐下亦佳久病每上以心中熱為善三五日亦服佳加服取吐痢痢不損人久服大補補豚腎氣五石無不差之病但恨人不服不能久取此療方不一小品云卒心痛鬼氣宿食不消霍亂氣滿中毒鹹作湯服一二升剋便吐之良

葛氏常備藥

大黄桂心甘草乾薑黄連椒朮吴茱萸熟艾雄黄犀角麝香菖蒲人參芍藥附子巴豆半夏麻黄柴胡杏仁葛根黄芩烏頭秦膠等此等藥並應各少

許

以前諸藥固以大要嶺南使用仍開者今復疏之衆藥并成劑藥自常和合貯此之備最先於衣食耳

常山十四兩蜀漆石膏一斤阿膠七兩牡蠣朱砂大青各七兩鱉三枚鯪鯉甲一斤烏賊魚骨馬藺子一大升蜀升麻十四兩檳榔五十枚龍骨赤石脂羚羊角三枚橘皮獨活其不注兩數者各四兩

用芒硝一升良

成劑藥

金牙散玉壺黄丸三物備急藥紫雪丹參茵草膏

王黄丸度瘴散朮散理中散厠藥丁腫藥其有側
注者隨得一種為佳
老君神明白散
朮附子炮各二兩烏頭炮桔梗二兩細辛一兩擣
篩旦服五方寸匕若一家有藥則一里無病帶行
者所遇病氣皆削若他人得病者温酒服一方寸
匕若已四五日者以散三匕水三升煑三沸服一
升取汗即愈
云常用辟病散
真珠桂肉各一分貝母三分杏仁二分熬雞子白

熬令黄黑三分五物擣篩歲旦服方寸匕若歲中多病可月月朔望服

單行方

南向社中栢東向枝取曝乾末服方寸姚云疾疫流行預備之名爲栢枝散服神良删煩方云旦南行見社中栢即便收取之

斷温病令不相染方

熬豉新米酒漬常服之

小品正朝屠蘇酒法令人不病温疫

大黄五分川椒五分朮桂各三分桔梗四分烏頭

一分桉楔二分七物細切以絹囊貯之十二月晦日正中時懸置井中至泥正曉拜慶前出之正旦取藥置酒中屠蘇飲之於東向藥置井中能迎歲可世無此病此華佗法武帝有方驗中從小至大少隨所堪一人飲一家無患飲藥三朝

一方有防風一兩

姚大夫辟温病粉身方

芎藭白芷藁本三物等分下篩内粉中以塗粉於身大良

附方

張仲景三物備急方司空裴秀為散用療心腹諸疾

卒暴百病

用大黄乾薑巴豆各一兩須精新好者擣篩蜜和更擣一千杵丸如小豆服三丸老小斟量之為散不及丸也若中惡客忤心腹脹滿卒痛如錐刀刺痛氣急口噤停尸卒死者以煖水若酒服之若不下捧頭起灌令下喉須臾差未知更與三丸腹當鳴轉即吐下便愈若口已噤亦須折齒灌之藥入喉即瘥

崔氏海上方云威靈仙去衆風通十二經脉此藥朝

服暮效踈宣五臟冷膿宿水變病微利不瀉人服
此四肢輕健手足溫暖並得清涼時商州有人患
重足不履地經十年不瘥忽遇新羅僧見云此疾
有藥可理遂入山求之遣服數日平復後留此藥
名而去此藥治丈夫婦人中風不語手足不隨口
眼喎斜筋骨節風胎風頭風暗風心風風狂人傷
寒頭痛鼻清涕服經二度傷寒即止頭旋目眩白
癜風極治大風皮膚風痒大毒熱毒風瘡深治勞
疾連腰骨節風遶腕風言語澁滞痰積宣通五臟
腹內宿滞心頭痰水膀胱宿膿口中涎水好喫茶

漬手足頑痺冷熱氣壅腰膝疼痛久立不
得浮氣瘴氣憎寒壯熱頭痛尤甚攻耳成
膿而聾又衝眼赤大小腸祕服此立通飲
食即住黄疸黑疸面無顏色瘰癧遍項産
後祕澀暨腰痛曾經損墜心痛注氣膈氣
冷氣攻衝腎臟風壅腹肚脹滿頭面浮腫
住毒脾肺氣痰熱欬嗽氣急坐臥不安疥
癬等瘡婦人月水不來動經多日血氣衝
心陰汗盜汗鵶臭穢甚氣息不堪勤服威靈
仙更用熱湯盡日頻洗朝塗若唾若治鵶臭

藥自塗身上內外塗之當得平愈孩子無辜令母

含藥灌之痔疾祕澁氣痢絞結並皆治之威靈仙

一味洗焙爲末以好酒和令微濕入在竹筒內牢

塞口九蒸九曝如乾添酒重洒之以白蜜和爲丸

如桐子大每服二十至三十丸湯酒下

千金方當以五月五日午時附地刈取菓耳葉

洗曝燥擣下篩酒若漿水服方寸匕日三夜三散

若吐逆可蜜和爲丸準計一方匕數也風輕易治

者日再服若身體有風處皆作粟肌出或如麻豆

粒此爲風毒出也可以針刺潰去之皆黃汁出乃

止五月五日多取陰乾著大瓮中稍取用之此草辟惡若欲省病省瘵者便服之令人無所畏若時氣不和舉家服之若病胃脹滿心悶發熱即服之并殺三蟲腸痔能進食一周年服之佳七月七九月九可採用

治牛馬六畜水穀疫癘諸病方第七十三

治馬熱蚛顙黑汗鼻有膿啌啌有膿水草不進方

黃芪蔓根貝母桔梗小青梔子仁吳藍欵冬花大黃白鮮皮黃芩鬱金各二大兩黃蘗馬牙硝各四大兩儔篩患相當及常要啖重者藥三大兩地黃

半斤豉二合蔓菁油四合合齋前啖至晚飼大效

馬遠行到歇處良久與空草熟刷刷罷飲飲竟當飼

困時與料必病及水穀

六畜瘡焦痂以麫膠封之即落

馬急黄黑汗

右割取上斷訖取陳久靴爪頭水漬汁灌口如不

定用大黄當歸各一兩塩半升以水三升煎取半

升分兩度灌口如不定破尾尖鑱血出即止立效

馬起臥胞轉及腸結此方並主之

細辛防風芍藥各一兩以塩一升水五升煑取二

升半分為二度灌後灌前用芒硝鬱金寒水石大青各一兩水五升煮取二升半以酒油各半升和攪分二度灌口中

馬鴉骨脹

取四十九根羊蹄燒之熨骨上冷易之如無羊蹄楊柳枝指麤者炙熨之不論數

飲馬以寅午二時晚少飲之

啖塩法

塩須乾天須晴七日大馬一啗一升小馬半升用長柄杓子深内咽中令下肥而強水草也

治馬後冷

豉葱薑各一兩水五升煑取半升和酒灌之即瘥

蟲顙十年者

醬清如膳者半合入分兩度灌鼻每灌一兩日將息

不得多多即損馬也

蟲顙重者

葶藶子一合熬令紫色擣如泥桑根白皮一大握

大棗二十枚擘水二升煑藥取一升去滓入葶藶

擣令調勻適寒温灌口中隔一日又灌重者不過

再瘥

蟲顙馬鼻沫出梁腫起者不可治也

驢馬胞轉欲死

擣蒜内小便孔中深五寸立瘥又用小兒屎和水

灌口立瘥

又方騎馬走上坂用木腹下來去擦以手内大孔探

却糞大效採法剪却指甲以油塗手恐損破馬腸

脊瘡以黄丹傅之避風立瘥

疥以大豆熬焦和生油麻擣傅醋泔淨洗

目暈以霜後楮葉細末一日兩度管吹眼中即瘥

馬蛆蹄

槽下立處掘一尺埋雞子許大圓石子令常立上一兩日永差

啖大麻子

淨擇一升飼之治噎及毛焦大效

疥以樗根末和油麻塗先以皂莢或米泔淨洗之洗了塗令中間空少許放蟲出下得多塗恐瘡大

𤺋瘵疥以巴豆膩粉研油麻塗定洗之塗數日後看更驗

葛仙翁肘後備急仙方卷之八　終

孟冬朔日岳州府知府劉自化奉檄校刊